정주호의 생활 속 운동

HAPPY Body

정주호 지음

정주호의 생활 속 운동

HAPPY BODY

펴　냄　2007년 9월 5일 1판 1쇄 박음 / 2007년 9월 10일 1판 1쇄 펴냄
지은이　정주호
펴낸이　김철종
펴낸곳　(주)한언
등록번호 제1－128호 / 등록일자 1983. 9. 30
주　소　서울시 마포구 신수동 63－14 구 프라자 6층(우 121－854)
TEL. 02-701-6616(대) / FAX. 02-701-4449
책임편집　최선혜 sunhae@haneon.com
디자인　김신애 sakim@haneon.com
홈페이지　www.haneon.com
e-mail　haneon@haneon.com

ISBN 978-89-5596-441-7　03510

정 주 호 의 생 활 속 운 동

HAPPY
Body

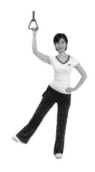
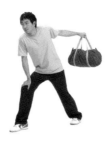
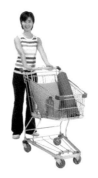
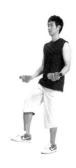

작은 변화가
큰 성공을
불러 온다.

TO

FROM

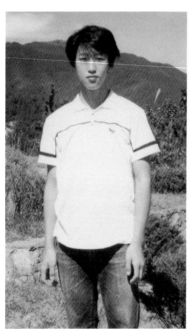

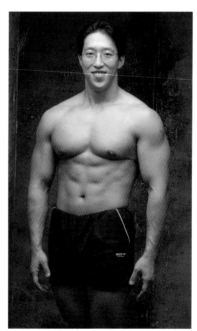

저자의 중학교 시절 모습 ━   2003년도에 몸을 만든 후의 모습 ━

서문
당신도 성공할 수 있다!

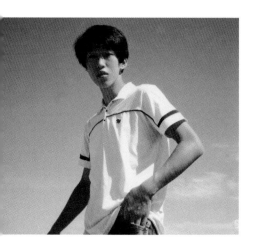

중학교 때 모습 ━

중학교 때 내 별명은 '젓가락'이었다. 정말로 내 몸은 젓가락처럼 비쩍 말라 있었다. 키만 컸지 몸통과 팔다리는 가늘고 길어서 똑 부러질 것처럼 보였다. 키는 평균을 훨씬 넘어서 초등학교 5, 6학년 때 170cm, 몸무게는 고작 45kg이었다. 여자라도 이 정도라면 너무 말랐다는 소리를 들었을 것이다.

사실 초등학교 3학년 때부터 마르고 약한 몸 때문에 고통을 받았었다. 그 나이 때 남자애들이 얼마나 부산스러운가. 5분도 채 가만히 앉아 있지 못하고 뛰어다니고 넘어지고. 그러나 나는 조금만 움직여도 숨이 차고 힘들었다. 힘껏 축구공을 차도 2, 3m밖에 안 나가서 친구들은 축구를 할 때 서로 나를 끼워주지 않으려고 싸우기까지 했다. 그러면 나는 슬그머니 운동장 구석으로 가 여자애들과 공기나 고무줄놀이를 했다. 그때 내 역할은 다른 남자애들이 여자애들의 공기를 뺏거나 고무줄을 끊고 도망가면 쫓아가 받아오는 것이었다. 남자애들과 여자애들 사이에서 왔다갔다 실랑이를 벌일 때는 어린 나이에도 남자답지 못한 것 같아 부끄러웠다. 또래 남자애들은 나를 무시하기 일쑤였고 나는 그들 사이에서 늘 열등감을 느꼈다. 자연히 할 말도 잘 못하는 소극적인 성격이 됐고, 나 자신에 대한 자신감도 없었다.

성공 모델을 찾다

내가 어렸을 때는 아놀드 슈워제네거가 나오는 영화가 한창 인기였다. 그 중 〈터미네이터〉를 본 순간, 나는 백만 볼트의 충격을 받은 듯했다. 주인공 터미네이터의 우락부락한 근육질 몸을 본 순간 '저건 사람이 아니고 로봇이야!' 라고 감탄하며 입을 다물지 못했다. 조각 같이 탄탄한 어깨와 팔, 군살 하나 없는 배, 터질 듯한 다리 근육이 얼마나 근사하고 강해 보였는지! 터미네이터의 우람한 몸매에 완전히 매혹당한 것이다. 그때부터 나는 터미네이터, 아놀드 슈워제네거와 관련된 잡지, 사진으로 온 방을 도배하기 시작했다. 또 밤마다 선글라스에 가죽 재킷을 입은 터미네이터가 되는 꿈을 꿨다. 꿈속의 나는 누구보다 강하고 빠르고 힘이 넘쳤다. 아침에 잠을 깨면 다시 약골 정주호로 돌아왔지만 말이다.

외모에 예민할 사춘기였기에 남자로서 비쩍 마른 것이 창피하고 자존심도 상했다. 그래서 아무리 더운 여름에도 반팔 티셔츠, 반바지 대신 긴팔에 긴바지를 입고 몸을 가렸다. 언젠가는 좋아하는 여학생이 있었는데, 그녀에게 잘 보이고 싶은 마음에 긴팔 옷에 휴지를 뭉쳐서 어깨와 팔에 넣고 다닌 적도 있었다. 지금 생각하면 너무 웃기는 일이다.

　어느 날, 아놀드 슈워제네거가 나온 잡지를 스크랩하면서 놀라운 사실을 알게 됐다. 그 역시 10대에는 180cm에 67kg이라는 왜소한 체격이었다고 했다. 15세 때 아버지 손에 이끌려 체육관으로 간 후 그때부터 운동을 시작해 미스터 유니버스 1위를 7번이나 수상했고, '가장 몸이 잘 발달한 사람'으로 기네스북에 오를 정도로 크고 강한 몸을 만든 것이다. 그때 내 나이도 딱 15세였고, 178cm, 60kg이었다. '나처럼 말랐던 저 사람도 내 나이에 운동을 시작해서 미스터 유니버스까지 됐다고? 정말 나도 운동하면 저 사람처럼 변할 수 있을까?' 마치 운명의 계시를 받은 것처럼 그 날 이후 내 인생의 방향은 180도 바뀌었다. 다음날 학교가 끝나자마자 동네 헬스클럽으로 쫓아갔다. 멋지고 근사한 몸을 만들고 싶다는 단순하고 뜨거운 소망을 품고서 말이다.

의지를 더욱 불태우다

　그러나 처음부터 기대에 한껏 부풀어 있었던 내게 헬스클럽에서의 운동은 더 큰 좌절을 안겨주었다. 그때는 체계적인 운동법을 가르치는 사람이 드물었기에 다른 사람들을 보고 따라하거나, 스스로 운동하는 법을 터득하는 수밖에 없었다. 책이나 자료도 없었던 시절이라 운동이라고는 전혀 모르는 내가 운동하는 법을 알려면 헬스클럽 관장님이나 몸 좋은 경험자들에게 묻는 것이 전부였다. 그러나 내가 쭈뼛쭈뼛 다가가면 '너처럼 약해빠진 애가 무슨 운동이냐?'는 반응이었다. 이미 튼튼한 근육을 만든 그들은 내가 운동하려는 것 자체를 우습게 생각하는 것 같았다. 눈 질 끈 감고 한두 번 말을 붙였지만 그때마다 돌아오는 건 냉소뿐이었다. 따돌림을 견디지 못해 다른 헬스클럽에 등록했으나 '경험자'들의 반응은 항상 똑같았다. 심지어 누군가는 나에게 "넌 선천적으로 너무 약해서 운동해도 안 돼. 시간낭비라니까. 해도 안 되는 사람이 있어"라는 말을 할 정도였다. 얼굴이 화끈거릴 정도로 모멸감을 느꼈다. 그 후로 나는 운동을 포기하고 싶을 때마다 그의 얼굴을 떠올리며 더욱 오기를 다졌다. '당신 생각이 틀렸다는 걸 내가 증명하겠어!'

그 후로 많은 헬스클럽을 전전하다 변두리 한 곳에 마음을 붙일 수 있었다. 아침부터 저녁까지 그곳에서 살았다고 해도 과언이 아니다. 나는 항상 가장 먼저 가서 가장 마지막에 나왔다. 그래서 헬스클럽 관장님이 퇴근할 때는 아예 열쇠를 맡길 때도 많았다. 아무도 없는 휑한 곳에서 혼자 운동할 때는 일부러 형광등을 몇 개만 켰다. 내 모습이 잘 보이지 않을 때는 람보도 터미네이터도 될 수 있었으니까. 어두운 조명 아래 근육질의 내 모습을 상상하며 나는 묵묵히 녹슨 아령을 들어 올렸다. 그러다 누군가 들어와 불을 다 켰을 때, 근육질의 근사한 나는 신기루처럼 사라지고 거울 속에는 오직 앙상한 모습의 소년만이 남아 있었다. 그러나 나는 굴하지 않고 1주일에 4번 2시간 이상 끈질기게 운동했다. 헬스클럽의 기구는 하나도 빠뜨리지 않고 들었다. 그러나 운동지식 없이 무작정 운동하다보니 몸이 좋아지기는커녕 아프고 쑤시기 시작했다. 손목, 어깨, 허리, 무릎 등 관절을 다치고 또 회복시키는 과정을 거치면서 운동을 할 때도 방법과 순서, 질서가 있다는 것을 터득하게 됐다.

중요한 것은 나 자신이었다

이제는 남을 위해서가 아니라 스스로 나의 가능성을 증명하고 싶었다. '정말 내가 변할 수 있을까?'라는 질문에 답하는 건 나 자신밖에 없다고 생각했다. 운동으로 나의 노력과 끈기를 측정하고 싶었다. 운동을 시작한 지 3년쯤 되자 거울 속의 내 몸은 조금씩 단단하게 변하고 있었다. 팔에 알통이 생기고 가슴도 조금 두꺼워져서 티셔츠를 입으면 근육이 드러났다. 일부러 몸을 더 좋게 보이게 하려고 티셔츠를 살 때도 내 치수보다 한 치수 더 작은 것을 입었다. 몸이 개선되는 것을 눈으로 보고 느낄수록 나도 정말 변할 수 있다는 자신감이 생겼다. '이렇게 약한 나도 하면 되는구나!' 하는 감격으로 운동에 더욱 빠져들었다.

그렇게 악착같이 3년을 버티고 나는 기적 아닌 기적을 만들어냈다. '젓가락'이라고 불렸던 내가 모든 사람이 입을 딱 벌리고 감탄하는 우람한 보디빌더로 태어난 것이다. 처음부터 보디빌더가 되기 위해 운동을 한 것은 아니었다. 그러나 운동 그자체에 푹 빠져서 나 자신을 이기겠다고 노력하는 동안 어느새 보디빌더로 손색없는 몸을 완성하게 된 것이다. 나도 다음 목표를 찾고 있었고 주변에서도 프로페셔널 선수를 권했기에 보디빌딩 대회에 나가기로 결심했다. 그리고 나의 노력은 모든 사람들의 인정을 받아 1999년 미스터 서울(Mr. Seoul) 대회에 나가서 입상을 하고 바로 헤비급 서울시 대표 선수로 지명되었다.

다음 해에는 파워리프팅(역도와 비슷함) 대회에도 도전했다. 파워리프팅은 육체의 힘을 최고로 길러 단 1회라도 더 무거운 중량을 드는 경기이다. 한창 몸의 힘을 기를 때는 한 손에 덤벨 50kg씩을 들고 운동했다. 웬만한 여자를 한 명씩 들고 팔 운동을 한 셈이다. 내 힘이 어느 정도인지 궁금해 길거리에 있는 공중전화박스를 들었다 놓은 적도 있었다. 나중에는 주차된 차도 들어 옮겨본 적도 있을 만큼 체력이 엄청 강해졌다. 결국 파워리프팅 대회 1위를 해서 헤비급 국가대표로 선발됐고, 보기 좋은 근육을 만드는 보디빌딩과 진짜 체력을 키우는 파워리프팅 두 부분을 정복했다.

　보디빌더로서 인정을 받자, 사람들은 하나둘씩 내게 몸 만드는 방법에 대해 묻기 시작했다. 그럴 때마다 비쩍 말랐던 어린 시절 사진을 보여주며 누구나 포기하지 않으면 지금의 내 모습처럼 변할 수 있다고 용기를 북돋워주었다. 이렇게 사람들에게 나만의 노하우를 가르쳐주면서 다른 사람들도 행복하게 해주고 싶었다.

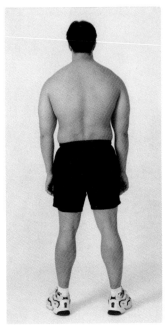
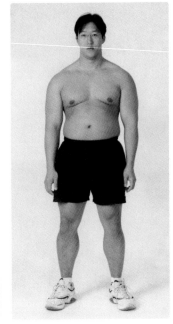

━ 2개월 만에 몸만들기 프로젝트
직전에 찍은 사진
【2002년 12월 31일】

　10년 전만 해도 운동에 대한 관심도가 매우 낮았고 체계적으로 운동이론을 알고
있는 사람도, 교육기관도 없었다. 나는 운동을 이론부터 배워서 적용해 보고 싶었다.
그래서 캐나다 유학연수를 결정했다. 그리고 그곳에서 4년 동안 하루 5시간씩 잠을
줄여 자면서 운전수, 세탁소, 잔디깎기, 세차아르바이트 등등 안 해본 것 없이 고생하
며 일하며 또 운동하며 공부하며 세계적인 프로 보디빌딩 선수, 역도 선수, 파워 리프
팅 선수, 전문 트레이너 등 다양한 분야의 피트니스 전문가를 만났다. 그곳에서 세계
보디빌딩계의 거목 마르시아노 토신(Marciano Tosin), 또 한국에 돌아와서 메리어트
호텔(JW Marriott Hotel)에서 운동하는 찰리 채플린, 피터 베리(Peter Berry)를 만났
다. 그들을 통해서 운동으로 타인과 사회를 행복하게 만드는 것이 참 중요하다는 교
훈을 얻었다.

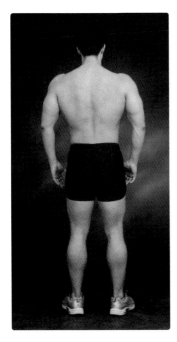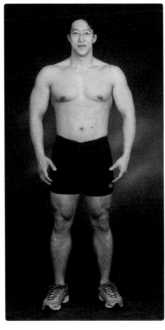

━ 몸 만들기 과정 중
한 달 경과 후의 모습
【2003년 1월 31일】

생활 속 운동을 전파하다

귀국 후에는 용산 미군부대에서 낮에는 Navy Club 피자배달 오퍼레이터로, 저녁에는 미군과 카투사를 상대로 체력단련 코치를 1년간 했다. 그즈음 갓 문을 연 JW 메리어트 호텔의 피트니스 클럽 수석코치로 공채 입사하여 일할 수 있었다. 트레이너로 활동하면서 운동을 하고 싶어도 시간이 없어서 못한다는 사람들의 이야기를 자주 듣게 되었다. 한편 헬스클럽에 일부러 운동을 하러 와서는 엘리베이터를 타고 오르내리는 사람들을 보면서 '이건 아니다' 라는 생각이 들었다. 평소 일상의 움직임에 조금만 운동 요소를 더하면 일부러 헬스클럽을 찾지 않아도, 시간이 없어도 운동을 할 수 있다. 이런 점을 사람들에게 알려주고 싶었다.

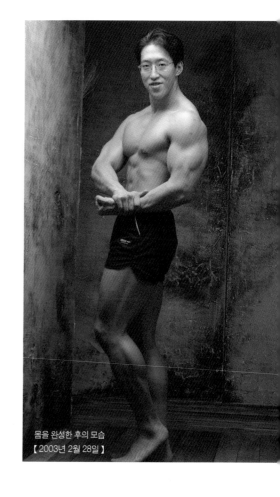

몸을 완성한 후의 모습
【 2003년 2월 28일 】

그래서 우선 집에서도 헬스클럽 기구와 똑같은 운동 효과를 볼 수 있는 동작 몇 가지를 만들고 지도했다. 내가 직접 활용했던 운동 방법에 미국, 유럽 등의 운동 컨퍼런스, 세미나, 교육 프로그램에서 배웠던 운동 이론을 결합했기에 효과는 100%였다. 내 지도 방법은 입소문을 타기 시작했고, 그것을 계기로 2001년 MBC TV 〈모닝스페셜〉 아침 방송에 출연하게 되었다.

그 당시에는 집에 아령을 갖고 있는 사람이 거의 없었다. 그래서 방송에 출연해서 아령 대신 생수병으로 운동하는 방법을 알려주었다. 생수병에 물을 채워 아령과 똑같은 무게를 만든 것이다. 아마 생수병 아이디어를 낸 사람은 내가 최초였을 것이다. '생활 속 운동'을 콘셉트로 한 그 프로그램은 시청자들에게 폭발적인 반응을 얻었다. 이에 자신감을 얻어 좀더 적극적으로 집이나 직장에서 쿠션, 책, 의자 등을 가지고 운동하는 법을 개발했다. 내 생각을 검증이라도 하듯 사람들은 생활 속 운동법에 환호했고, 결국 단발성으로 시작했던 프로그램이 '정주호의 찾아가는 헬스 클리닉'이란 이름으로 8개월 동안 방영되었다. 돌이켜보면 그 경험이 지금의 내 생활 속 운동 지도 방향과 철학의 밑거름이 되었던 것 같다.

이후 '생활 속 운동' 컨셉은 항상 내 머리 속에서 맴돌았다. 직장인, 학생, 주부들의 하룻동안 움직임을 관찰했다. 길을 가다가도 팔이나 다리를 단련하는 방법을 생각했고, 자동차 안에서도 핸들이나 천장을 이용해 스트레칭하는 방법을 떠올렸다. 엘리베이터 안에서는 팔 운동을, 화장실 변기에 앉아서 허리를 비틀며 운동하는 방법을 연구했다. 그들이 하루 중 가장 많이 하는 행동은 무엇인지, 오래 머무는 공간은 어딘지도 관찰했다. 가끔은 사람들이 많은 강남역 같은 길에서 갑작스레 떠오르는 아이디어를 주체 못해 바로 그 자리에서 운동 동작을 혼자 열심히 응용하고 실행하다가 길을 지나가는 행인들에게 미친 사람 취급을 당한 적도 있다. 그래도 남들 신경 쓰지 않고 사람들의 라이프 스타일에서 공통점을 뽑아내 생활 속에서 간편하게 운동하는 방법을 전달하기 위해 고민했다. 이제 그 고민의 결실을 책으로 맺게 됐다. 각자의 라이프 스타일에서 공통점을 뽑아내 생활 속에서 간편하게 운동하는 방법을 전달하기 위해서였다.

나는 이 책을 통해 바쁜 현대인이 가장 짧은 시간 동안, 최소의 비용으로, 최고의 운동 효과를 얻도록 돕고 싶다. 또 운동을 통해 삶의 기쁨을 느끼게 해주고 싶다. 이제 그 고민의 결실을 책으로 맺게 됐다. 내가 운동으로 삶의 긍정에너지를 얻은 것처럼, 이 책을 읽는 당신도 일상 속에서 꾸준히 몸을 단련하여 더욱 풍요롭고 건강해지길 바란다.

마지막으로 이 책이 나오기까지 물심양면으로 큰 힘을 주신 부모님, 나에게 웨이트 트레이닝의 심오한 원리를 가르치고 훈련시켜주신 Marciano Tosin, 운동의 패러다임을 정리하도록 도와준 Peter Berry, 미래 피트니스의 비전을 제시해 준 Dave Ohlson, 전문적인 개인트레이닝을 마스터해 준 US NESTA 퍼스널트레이닝 국제교육본부 John Spencer Ellis, Scott Gaines, Mark Baines, Ryan Campbell, 하와이에서 Boot Camp에 초대해 7일간 특수부대 다이어트캠프 트레이닝을 지도해 준 US Navy Seal의 트레이닝 교관 Phil Black, 시대보다 한 발 앞선 창조적 응용운동을 깨우치도록 해준 Gunner Peterson, 항상 나의 든든한 서포터가 되어주시는 조옥형 집사님, 멋진 책을 위해 기꺼이 촬영모델을 해준 후배 이수현, 진건호, 또 옆에서 꼼꼼하게 메이킹 필름을 찍어준 김소은, 멋진 스타일로 변모시켜준 이경민 포레의 조상훈, 이현옥 헤어 디자이너, 국회 메이크업 디자이너에게 진심으로 감사드린다. 또한 오랜 시간 처음부터 끝까지 책의 완성을 위해서 정성을 아끼지 않은 한언출판사 여러분에게 감사드린다.

마지막으로 어떠한 시련의 상황에서도 나를 긍정의 삶으로 현재까지 이끌어주시고 나의 작은 달란트인 운동을 통하여 많은 이들에게 보다 더 즐겁고 가치 있는 건강한 삶의 길을 알려주도록 해주신 하나님께 감사드린다.

CONTENTS

CONTENTS

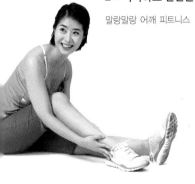

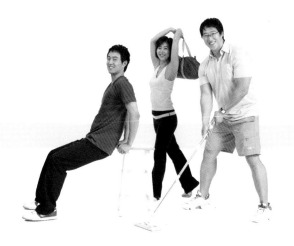

CHAPTER 05 운동하지 않고도 운동이 된다! 1분 라이프 스타일 피트니스 —————— 185

CONTENTS

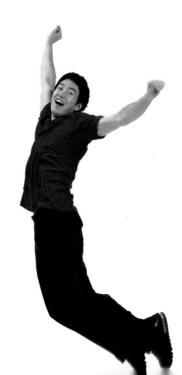

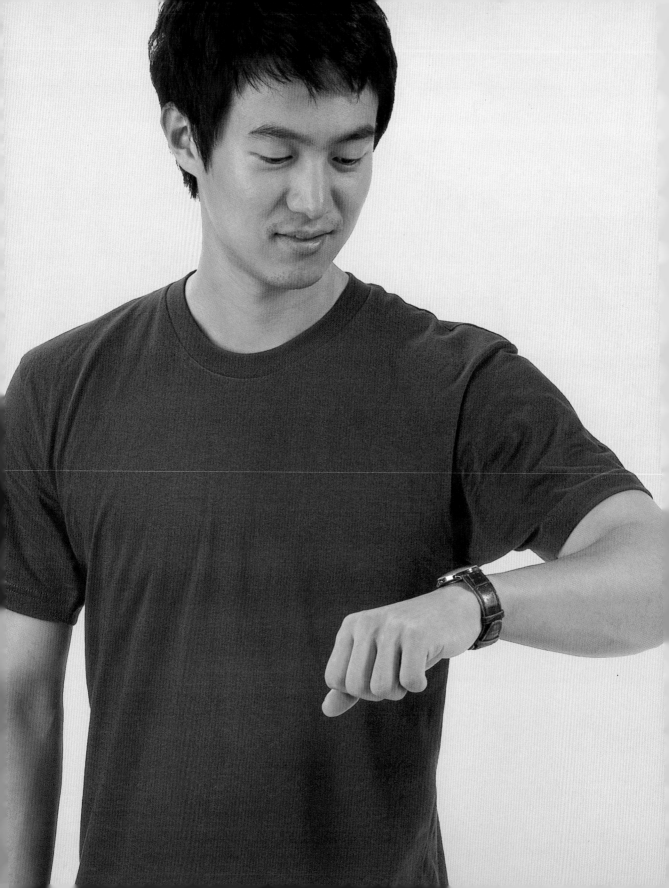

운동이 당신의 인생을
아름답게 한다

전진경, 직장인(30대, 여) 〉〉〉 처음 헬스클럽에 갔을 때 익숙하지 않은 기구들을 만지면서 의무적으로 1시간여를 채우고 나면 이로써 그날 해야 할 일을 한 듯 나름 뿌듯해하곤 했다. 하지만 이마저도 지겨워서 1개월을 채우지 못하고 포기하기를 반복했었다. 정주호 트레이너는 나에게 운동이 얼마나 쉽고 재밌는 것인지를 깨닫게 해주었다. 그는 일상 속의 움직임에 아주 약간의 변화를 주면서 손쉽게 할 수 있는 푸시 업, 스쿼트, 짐볼운동 등 다양한 방법을 알려주었는데, 딱딱한 기구를 가지고 하는 운동에 비해 훨씬 재미있고 흥미로웠다. 덕분에 무척 건강해졌으며, 가장 큰 소득은 앞으로도 쭉 편안하게 운동할 수 있는 자신감을 얻은 것이다.

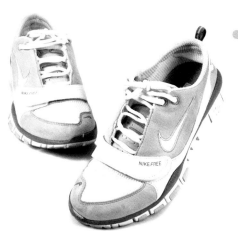

●●●당신 몸을 통제할 수 있을 때,
당신의 삶 또한 통제할 수 있다.

운동이 당신의 인생을
아름답게 한다

꿈을 현실로 이끌어내다

2001년 MBC TV 〈모닝스페셜〉에서 진행한 '정주호의 찾아가는 헬스클리닉'은 노출의 계절 여름을 앞둔 시점에서 방영된 운동 프로그램이었다. 내 임무는 개그우먼 이경애 씨의 살을 빼는 것이었다. 이경애 씨는 불규칙한 생활습관과 운동 부족으로 160cm가 안 되는 작은 키에 60kg 후반대의 비만 상태였다. 본격적으로 살을 빼기 위해 나는 1주일에 세네 번 이경애 씨를 찾아가 1시간씩 운동을 지도했다. 집에서 할 수 있는 농구공을 이용한 복부운동법과 생수병으로 하는 팔 운동법, 운전할 때 할 수 있는 스트레칭 방법을 알려주었다. 그리고 일주일에 한 번은 암벽등반을 해서 전신운동이 되게끔 했다. 이경애 씨는 평소 운동을 전혀 안 했기 때문에 처음에는 무척 힘들어했고 울 때도 많았다. 그때마다 나의 옛 경험을 이야기해 주며 딱 1개월만 참아보자고 격려하고 에너지를 불어넣었다. 다행히 그녀는 포기하지 않고 잘 따라왔고, 1개월 만에 4.8kg을 감량하는 쾌거를 이뤘다.

이 임무가 성공을 거두면서 일반 시청자들에게까지 생활 속 운동을 소개할 수 있게 되었다. 신청자 중 몇 명을 뽑아 그들의 집, 학교, 회사, 공원 등 생활공간으로 찾아갔다. 집에서는 소파를 이용해서 하는 팔 다리 운동법, 경찰서에서는 책상이나 의자에서 스트레칭하는 방법, 찜질방에서는 누워서 뱃살을 빼는 운동법을 가르쳤다. 그때마다 사람들의 반응은 '정말 재미있고 즐겁다!' 였다.

대부분의 사람들은 꼭 헬스클럽이나 운동을 할 수 있는 공간에 있어야만 운동할 수 있다고 생각한다. 한편 아이러니한 점은 운동하러 가는 사람들이 택시를 타고 헬스클럽에 가고 엘리베이터를 타고 오르내린다. 또 헬스클럽에서 1시간 동안 열심히 러닝머신에서 달리고 웨이트 트레이닝을 하고, 집에 와서는 손도 까딱하지 않고 누워 있다. 운동을 또 하나의 해야 할 일로 생각하기 때문이었다. 운동은 생활 습관이어야 한다. 지하철을 타면서 걸어다니고 계단을 오르내리는 것이 모두 운동으로 연결되어야 한다. 다만 생각 없이 걷기보다는 좀더 자세나 운동되는 부분을 고려하면서 걷는다면 훨씬 더 유익할 것이다. 도저히 운동할 시간이 없다고 불평만 하지 말고 출퇴근길에 단 10분이라도 걸어보자. 집이나 직장에서도 의자, 책상, 수건 등을 이용해 스트레칭을 해보자. 우리가 생활하는 공간이 곧 운동 장소임을 기억하자.

생활 속 운동을 성공적으로 해낸 당신은 멋진 몸과 더불어 건강한 정신을 갖게 될 것이다. 우울함, 나약함, 슬픔 등의 부정적인 감정과도 이미 멀어져 있을 것이다. "당신 몸을 통제할 수 있을 때, 당신의 삶 또한 통제할 수 있게" 되는 것이다. 다음에는 운동을 통해 스스로 절망을 극복하고 즐거운 인생을 움켜쥔 사람들의 이야기를 소개한다. 이들의 이야기가 당신에게 생활 속에서 운동을 실행할 수 있는 확실한 자극제가 되길 바란다.

" 단지, 하루 10분 운동했을 뿐인데, 허리통증에서 완전 해방되다 "

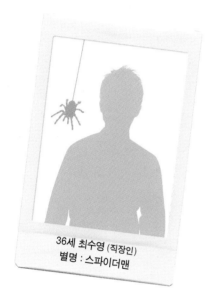

36세 최수영 (직장인)
별명 : 스파이더맨

30대 중반에 접어들면서 사람들은 나를 '스파이더 맨' 이라고 불렀다. 스파이더 맨처럼 날렵하고 멋있다는 뜻이냐고? 전혀 그렇지 않다. 손발은 가늘고 배만 볼록 튀어 나와서 거미 같다고 붙여진 별명일 뿐이다.

6개월 전 나의 하루는 언제나 전날 마신 술 때문에 안개 낀 하늘처럼 뿌옇게 시작되었다. 그런 몸을 이끌고 하루 종일 앉아서 일을 하다 보면 목, 어깨가 결리고 허리가 끊어질 것처럼 아파온다. 그때마다 나이 탓이려니, 스트레스 때문이려니 하고 대수롭지 않게 넘기곤 했다. 그러다가도 퇴근 무렵이면 동료가 한 잔 하러 가자는 유혹에 못 이기는 척 단골 삼겹살 집으로 향하곤 한다. 당연히 귀가는 12시. 아내에게는 또 고개 숙인 남편이 된다.

"늦어서 미안해. 프로젝트 마무리하다 보니 늦었네. 오는 길에 맥주 한 잔 했어."

"당신 같은 사람 보고 뭐라고 하는지 알아? '스파이더 맨' 이래. 거울 좀 봐. 팔다리 하나 힘도 못 쓰고 축축 늘어져서는 배만 불룩하게 나온 거 보여? 당신 나한테 살 빼라고 그랬지? 당신 자신부터 신경 좀 쓰시지!"

심각성을 깨닫다

이렇게 살던 내가 '건강에 문제가 있구나' 라고 생각한 것은 어느 날 야근을 할 때였다. 책상 밑에 떨어진 연필을 주우려고 오른팔을 뻗는 순간, 허리에서 우두둑 소리가 났다. 얼른 일어나서 허리를 몇 번 두드렸는데도 통증이 쉽게 사라지지 않았다. 움직일 때마다 바늘로 허리를 쑤시는 것처럼 찌릿찌릿했다. 문제는 집에 가서도 통증이 사라지지 않았다는 것이다. 악몽은 여기서 그치지 않았다. 파스를 붙이고 며칠 동안 통증을 참고 출근했는데, 급기야 허리를 전혀 못 움직이는 상태가 된 것이다. 결국 앰뷸런스에 실려가 4일 동안 병원 신세를 졌다. 병원에 누워 있으니 별별 걱정이 다 들었다. '수술을 해야 하는 것은 아닐까, 설마 영영 허리를 못 쓰게 되는 것은 아닐까?'

낙심한 채 내 몸을 바라봤다. 배는 개구리처럼 불룩 튀어나왔고, 옆구리 살은 이중삼중으로 겹쳐 흉측하기 그지없었다. 팔이나 허벅지에는 근육 하나 찾아볼 수가 없고 물풍선처럼 물렁물렁할 뿐이었다. 그래도 20대 때는 남부럽지 않게 멋있는 몸매란 소리도 듣고, 무슨 일을 하든 에너지가 넘쳤던 내가 지금은 어떤가. 매사 귀찮아하고, 직장에서는 눈치나 보고 살고 있지 않은가. 다시 젊고 활기차게 살고 싶었다. 컴퓨터의 리셋 버튼처럼, 내 삶의 리셋 버튼이 있다면 눌러서라도 말이다.

허리 통증에 대한 의사의 진단 결과는 '운동 부족으로 인한 복부 비만형 요통' 이었다. 나처럼 운동량이 부족한 사람은 근육이 약해져 허리가 매우 불안정하다고 했다. 척추는 근육이 받쳐줘야 똑바로 설 수 있는데 근육이 약해서 허리가 제대로 서지 못한다고 했다. 나처럼 오랫동안 운동을 하지 않거나 자세가 안 좋으면 척추 주변 근육이 뻣뻣해지고, 결국 약간의 자극에도 '운동 부족성 요통' 으로 발전한다는 것이다.

복부비만도 요통의 원인이 된다고 했다. 지방 무게 때문에 배가 앞으로 쏠리고, 그 결과 척추에 무리가 가는 것이다. 실제로 몸무게가 1kg 늘면 허리는 5kg의 하중을 느낀단다. 그리하여 의사가 내린 특급처방은 '운동'이었다. 운동으로 척추를 받치는 근육을 키우고 복부지방을 줄여서 허리에 무리를 덜 줘야 한다는 것이다.

운 동 을   시 작 하 다

운동이라는 말을 듣자 막막해졌다. 최근에 운동해 본 적이 도대체 언제였던가? 솔직히 고백하면 군대 제대 후에 제대로 운동을 해본 적이 거의 없었다. 친구나 직장동료들이 살을 빼겠다, 몸짱이 되겠다며 헬스클럽에 간다고 할 때도 '다들 왜 저렇게 호들갑들이야' 하고 코웃음만 쳤다. 그러던 내가 운동을 시작하려니 정말 앞이 캄캄했다. 하지만 이번 허리 통증으로 입원한 경험은 나에게는 큰 충격이었다. 이 상황을 더 악화시켜서는 안 되겠다고 다짐하며, 회사 근처 헬스클럽에 1개월 등록했다.

그러나 운동을 꾸준히 한다는 것은 역시 어려운 일이었다. 밤 10시, 11시까지 야근할 때가 많은데, 야근 후 운동을 하면 12시가 훌쩍 넘어버렸다. 또 술 마시러 가자는 상사들은 어찌나 많은지. 1개월간 겨우 다섯 번 간 것이 전부였다. 그동안에도 허리는 계속 아팠다. 이렇게 해서는 허리통증이 전혀 나을 것 같지 않았다. 도대체 나같은 직장인은 어떻게 해야 살도 빼고 근육도 만들 수 있을까?

그런데 어느 날, 옆 부서의 양 과장이 나를 찾아왔다.

"운동 잘 돼? 나도 요새 운동 다시 시작했거든."

"한 달 동안 다섯 번밖에 못 갔다니까. 허리 때문에 운동을 하긴 해야 하는데 바빠서 시간이 안 나. 좋은 방법이 없을까?"

"그럼 나를 지도해 주는 트레이너 만나보겠어? 아는 사람 소개로 퍼스널 트레이너랑 처음 운동하고 있는데 효과가 좋아. 집에서 할 수 있는 운동도 가르쳐주더라고."

"그래? 그럼 한 번 만나볼까."

며칠 뒤 나는 양 과장이 정주호 트레이너와 운동하는 것을 구경하러 갔다. 운동이 끝난 후 정주호 트레이너는 내 이야기를 듣고 기초 체력을 높이고, 체지방을 줄이고 허리 근육을 강화시키는 게 급선무라고 했다. 바빠서 헬스클럽에 자주 갈 수 없다면 차라리 집이나 회사에서 운동하는 것이 효과적이라고 했다.

"허리를 지탱하는 근육에는 복근과 신전근이 있는데, 복근은 배 근육, 신전근은 허리 뒤쪽 근육이에요. 이 두 개의 근육이 서로 균형을 이루면서 허리를 똑바로 세우기 때문에 복근 운동과 신전근 운동만 꾸준히 해도 각종 허리 병에서 벗어날 수 있습니다. 의자에 앉거나 설 때도 바른 자세를 지키면 복횡근을 강화할 수 있죠."

정주호 트레이너는 등과 어깨를 펴고 배를 당기도록 했다.

"배꼽을 척추 쪽으로 끌어당기면서 위쪽으로 올리는 자세를 해보세요. 어깨도 뒤로 젖혀지고 가슴도 넓어질 겁니다. 느낌이 잘 안 온다면 허리띠를 하고 배를 당겨 배꼽을 벨트에서 1cm 떨어뜨리세요. 의자에 앉을 때나 서 있을 때, 걸을 때 항상 이 자세를 연습하세요. 이렇게 하면 자연스럽게 아랫배와 허리 부분이 단단해지면서 골반과 등 아랫부분이 보호됩니다."

그리고 새우등 만들기, 의자에 앉아서 상체 숙이기 등 몇 가지 운동 동작을 가르쳐 주고, 앉아 있는 동안 한 시간에 한 번씩 하라고 했다. 집에 있을 때 누워서 할 수 있는 세네 가지 복근강화운동도 알려줬다. 정말 이것만으로 허리가 좋아질까 싶었지만 믿고 한번 따라해 보기로 했다.

"그리고 뱃살을 빼려면 최대한 많이 움직이세요. 일주일에 세 번 30분씩 걷는 것을 목표로 출퇴근하면서 10~20분을 걷고, 점심식사 후에도 10분 정도 산책을 해보세요. 걷기 운동은 요통에도 좋거든요. 어느 병원에서 약 1,000명의 환자에게 걷기 운동을 처방했는데, 98%가 걷기 운동을 하고 나서 병이 나았다고 합니다.

또 식습관을 바꾸지 않고서는 뱃살을 뺄 수 없습니다. 소주에 삼겹살은 뱃살의 가장 큰 적인 것 아시죠? 술자리는 최대한 줄이고, 가더라도 음식을 절제하세요. 먹고 싶은 것, 마시고 싶은 것 다 마시고 건강한 사람은 없습니다. 무엇이 좋고 나쁜지 알고 자기관리를 해야 합니다."

생 활 속 운 동 을 실 천 하 다

정주호 트레이너의 설명을 들으니 어떻게 운동해야 하는지 정리가 되는 것 같았다. 일주일에 30분씩 3번 걷고, 회사와 집에서 스트레칭과 복근운동을 하면 되겠군. 술 마시는 모임에 안 가는 것은 좀 힘들 것 같지만 자기관리도 안 하고 이제껏 무책임하게 살았다는 말을 들으니 반성할 수밖에 없었다. 그래서 당장 그날부터 걷기를 시작했다. 평소보다 20분 일찍 일어나서 지하철 한 정거장을 걸었다. 10분 정도 걸렸는데 이 거리를 걷는 것도 쉬운 일은 아니었다. 회사에서는 1시간에 한 번 새우등 스트레칭, 상체 숙이기 스트레칭을 했다. 허리가 쭉 펴지고, 몸 전체가 개운해지는 느낌이 좋았다. 퇴근 후에 술 마시러 가자는 유혹도 과감하게 거절했다. 집에서는 TV를 보면서 쿠션을 이용한 복근운동을 했다. 이 모든 것이 어려운 것도, 시간이 걸리는 것도 아니어서 부담이 없었다. 이 정도라면 운동에 대한 스트레스 받지 않고 매일매일 할 수 있을 것 같았다. 아내는 내가 운동하는 모습을 보고 적잖이 놀란 눈치였다.

이렇게 1개월이 지나자 허리통증이 훨씬 덜해졌다. 두세 시간 앉아 있어도 예전처럼 허리가 쑤시지 않았다. 또 전체적인 체력도 좋아졌다. 아침에도 가뿐하게 일어나고, 지하철 두 정거장 거리를 걷는 것도 힘들지 않았다. 조금씩 내 몸이 좋아진다는 것이 느껴질 때마다 기분 좋고 뿌듯했다. 그리고 4개월 반이 넘은 지금, 내 허리는 36인치가 됐다. 허리통증? 이제 아무리 오래 앉아 있어도 아프지 않다. 운동? 걷는 것이 재밌어서 퇴근할 때는 아예 운동화를 챙겨와서 40분씩 걸어다닌다. 그리고 집에 오면 몸을 만드느라 바쁘다. 기본적인 복근운동 외에 팔, 가슴, 다리를 만드는 운동도 같이 한다. 몸 만드는 재미에 흠뻑 빠져서 술자리나 회식도 최대한 줄이게 됐다.

컨디션이 좋아지니 회사에도 20분씩 일찍 출근하고, 근무시간에도 집중이 잘 되고, 업무성과도 높아졌다. 동료나 상사도 나를 보면 "자네 요즘 완전히 다른 사람 같아" 하고 칭찬 반, 질투 반 비슷한 농담을 걸어왔다. 그럴 때는 어깨가 으쓱 올라가면서 자신감이 하늘을 찔렀다. 그리하여 6개월 전의 무기력하고 대책 없는 내 모습에서 완전히 벗어난 것이다.

뒤돌아보면 내가 운동을 시작한 이유는 허리통증 때문이었다. 통증은 말 못하는 내 몸이 나에게 무엇인가 잘못되었음을 알리는 경고였다. 그 경고를 금방 알아차리고 적절히 대응하는 법을 배우는 것이 중요하다. 이젠 언제라도 몸이 쑤실 때면 운동으로 스스로를 돌볼 수 있다는 사실을 의심하지 않는다. 운동을 통해 얻은 가장 큰 소득은 예전보다 내 몸에 훨씬 관심을 갖게 되었다는 점이다. 예전에는 술 마시고 싶으면 마시고, 통닭이 먹고 싶으면 먹고, 눕고 싶으면 그대로 벌렁 누워버렸다. 1차적이고 말초적인 욕구를 채우는 것에 급급했다. 그러나 건강하게 살려면 '하고 싶은 것'보다 '해야 하는 것'이 앞서야 한다는 것을 깨달았다. 하고 싶은 것만 하고 산다면 동물과 뭐가 다르겠는가? 목표가 있고 좀더 나은 미래를 원한다면 참을 줄 알고 자신을 관리할 줄도 알아야 한다. 이제 더 이상 '스파이더 맨'은 없다. 건강한 몸에 건강한 정신을 가진 멋진 내가 있을 뿐이다.

최 수 영 (36세)

66 만년 체력장 5급이던 몸치가 운동하는 재미에 흠뻑 빠져들다 99

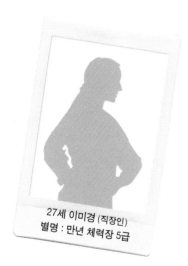

27세 이미경 (직장인)
별명 : 만년 체력장 5급

나는 움직이는 걸 참 싫어하는 아이였다. 초등학교 입학 전 예닐곱 살 아이들이 얼마나 정신없이 뛰어다니는지 알 것이다. 그러나 나는 술래잡기 같은 뛰어다니는 놀이는 땀난다고 싫어했고, 자전거 타고 동네를 몇 바퀴 도는 정도가 전부였다. 이런 성향은 10대가 되어서도 크게 바뀌지 않았다. 초등학교 때부터 고등학교 때까지 체력장 시험을 여덟 번 보았는데, 단 한 번도 5급을 벗어나 본 적이 없었다. 철봉 매달리기 기록은 항상 '0'초였고, 100미터를 20초 안에 달려본 적이 없었다.

그러던 내가 '운동을 해야겠다' 하고 마음먹은 것은 대학교 입학 후였다. 좋아하는 남자가 생겼기 때문이다. 몇 년 전부터 혼자 좋아하던 사람이었는데, 대학에 들어가서 좀더 자주 보게 되면서 짝사랑하는 마음이 커져만 갔다. 그에게 자신 있게 고백하고 싶었지만 내 모습에 자신이 없었다. 그래서 우선 자신감을 갖기 위해 예뻐져야겠다고 생각했다. 그리하여 대학교 2학년 여름방학 때부터 본격적으로 다이어트에 돌입했다.

처음 운동을 시작하다

처음으로 동네 헬스클럽을 찾아갔다. TV를 보며 러닝머신 위에서 30분 동안 걷고, 무뚝뚝한 트레이너가 알려주는 아령 동작 몇 가지도 따라해 보았다. 일주일에 세 네 번, 총 1시간 30분 정도 운동을 했다. 헬스클럽에서 운동하는 것은 정말 지루했다. 헬스클럽까지 가는 것도 너무 귀찮았고 시간도 많이 걸렸다. 또 벽만 바라보고 혼자 운동한다는 게 얼마나 심심하던지. 살 빼겠다고 이렇게 재미없는 걸 꾹꾹 참으면서 하고 있는 내 자신이 한심스럽기까지 했다. 운동은 하기 싫어야 해야만 하는 '숙제' 같았다. 정말이지 그 남자와 사귀겠다는 일념만으로 이를 악물고 또 악물었다.

그렇게 여름방학 내내 고생하여 3kg을 빼는 데 성공했다. 10년 넘게 몸무게 변화가 거의 없었던 나에게는 엄청난 쾌거였다. 방학이 끝난 후 만난 친구나 선배들은 이제야 좀 사람 모습을 갖췄다며 칭찬해 주었다. 그리고 그 남자 앞에도 자신 있게 내 모습을 드러냈고, 6개월 후에는 그와 사귀게 되었다. 예뻐졌다는 말을 듣고, 좋아하던 남자와 사귀게 되고, '천국'이 따로 없었다.

그런데 3kg이 빠진 이후에는 운동과 완전히 담을 쌓았다. 살 빼기 위해 억지로 몸을 움직이고 땀을 빼는 것이 너무 괴로운 기억이었기 때문에, 다시 반복하기가 죽

기보다 싫었다. 살이 좀 쪘다 싶을 때는 근처 한강변에서 잠깐씩 조깅을 했는데, 나
중에는 그것마저도 귀찮아져서 굶는 방법을 택했다. 나는 친구들을 만나면 "굶는
게 백배 편해!" 하고 다이어트에 대한 나름의 이론을 주장하곤 했다.

　그렇게 1년을 보내고 4학년 졸업반이 됐을 때, 나를 뒤흔들어 놓은 청천벽력 같은
일이 생겼다. 남자친구가 며칠 연락도 하지 않고 시큰둥하더니 한밤중에 전화를 걸
어서는 대뜸 "우리 그만 만나, 미안해" 하는 것이 아닌가. 갑자기 왜? 말인 즉, 내가
졸업반이라 취업 준비 때문에 좀 소홀했던 사이 어린 여자 후배와 좋아지내게 된
것이다. 나보다 더 여성스럽고 예쁘고 날씬한 후배였다. 너무나 갑작스런 이별통보
라 하늘이 무너지는 것만 같았다. '이 모든 것이 꿈이었으면!' 하고 간절히 바랐지
만 이미 버스는 떠난 뒤였다. 엎친 데 덮친 격으로 취업 문제도 꼬이기만 했다. 50
군데에 이력서를 넣었는데, 단 한 곳에서만 서류전형에 합격했다. 그 곳마저도 1차
면접에서 탈락됐다. 동기들은 좋은 회사에 척척 붙는데 나만 초라한 모습으로 홀
로 남았다.

　남자친구와의 이별, 연이은 취업 실패로 힘들고 고통스러운 나날을 보내야만 했
다. 혹자는 다시 새로운 사람 만나면 그만이라고 할 수 있겠지만, 좋아했던 사람이
나를 먼저 떠났다는 사실이 견딜 수 없었다. 게다가 친구들은 회사에 척척 들어가
는데 나는 그때까지도 무슨 일을 해야 할지, 어떤 회사를 가야 할지 전혀 감도 잡지
못하고 있었다. 두 가지 사건을 계기로 나는 깊은 절망에 빠졌다. '얼마나 매력이
없었으면 남자친구가 날 버렸을까? 남들 다 하는 취직도 못 하고 너무 한심하다. 나
는 도대체 앞으로 뭘 할 수 있을까?' 하는 무시무시한 생각들에 휩싸이면서 자신감
은 점점 사라졌다.

혼자서 속만 끓이다보니 진짜 속이 안 좋아졌다. 위장이 쓰리고 아프기 시작한 것이다. 그 와중에도 스트레스를 먹는 것으로 풀려고만 했다. 점점 살은 찌고 외출하는 것은 꺼려지고 한 달 동안 친구들도 만나지 않았다. 가끔 외출하면 에너지가 빨려나가는 것처럼 금방 피곤해지고 무기력해졌다. 길거리에서 행인과 부딪히기만 해도 소리를 지르며 얼굴을 찡그리곤 했다. 성격도 모습도 점점 흉측하게 변해가는 것만 같았다. 하루 종일 말 한 마디도 안 하고 지낸 날도 많았다. 또 밤에 자려고 누워도 나 자신에 대한 자책, 비난, 실망스런 생각 때문에 한숨만 푹푹 내쉴 뿐이었다. 결국 극심한 우울증에 시달리게 되었다.

'나' 에 게   집 중 하 다

거의 한 달을 폐인처럼 지내던 어느 날, 문득 텔레비전에서 사막을 횡단하는 사람들을 보았다. 그 척박한 사막에서 심장병 어린이를 돕기 위해 자신의 고통을 감수하는 사람들의 모습을 보자 내 자신이 한없이 부끄러워졌다. 그날 밤 그 충격에 잠을 이룰 수가 없었다. '이대로 무너져서는 안 된다' 는 생각이 나를 온통 사로잡았고, 일단 방구석을 나가 무엇이든 당장 할 수 있는 일을 시작하겠다고 결심했다. 우선 새벽에 영어학원을 등록하고, 다이어트도 다시 시작해야지 싶었다. 이번에는 헬스클럽 대신 한강에서 산책하는 방법을 선택했다.

처음에는 한강에서 시원한 바람을 쐬는 것만으로도 행복했다. 며칠 다니다보니 주변 사람들이 눈에 들어오기 시작했다. 초등학생부터 60, 70대 어른까지 다양한 연령대의 사람들이 운동을 한다는 사실에 놀랐다. 굵은 허리를 이리저리 돌려가며 열심히 스트레칭을 하는 아주머니부터 땀을 뻘뻘 흘리며 달리기를 하는 할아버지까지,

그들의 얼굴은 참 진지했고, 또 행복해 보였다. 그때 내 뒤통수를 탁 치는 생각은 '나는 젊고, 건강한데 왜 이렇게 불행한 얼굴을 하고 있는 걸까' 하는 것이었다. 더 이상 찡그린 얼굴로 살고 싶지 않았다. 그때부터 일주일에 세 네 번 한강가를 달렸다. 그 사람들처럼 밝은 얼굴을 되찾고 싶어서 말이다.

처음에는 주변 사람들의 운동하는 모습을 주의깊게 관찰해 보았다. '저 사람은 팔을 왜 저렇게 많이 흔들까? 무릎은 어느 정도로 들어야 하지?' 다른 사람들의 모습을 관찰하면서 어떻게 움직이면 좋을지 스스로 조금씩 터득해 나갔다. 그리고 2주쯤 지나자 놀라운 일이 생겼다. 팔, 허리, 다리 등 움직임에 집중하는 동안, 나도 모르게 머릿속의 이런저런 잡생각이 싹 사라진 것이다. 마치 강물에 다 휩쓸려 간 듯한 느낌이었다. '날 차버린 남자친구가 정말 밉다' '왜 회사들은 나를 뽑아주지 않는 걸까?' '왜 나는 하는 일마다 잘 풀리지 않는 걸까?'와 같은 자책, 비난, 실망의 감정에서 자유로워졌다. 부정적인 감정이 사라지니까 마음도 한결 편해졌다. 그제서야 친구들도 만나고 싶어졌고 웃고 이야기할 수 있는 여유도 되찾았다. 또 건강이 좋아지는 것도 느껴졌다. 소화가 잘 안 되던 증상도, 위가 아팠던 증상도 자연스럽게 사라졌다. 눈에 띄게 살이 빠지지는 않았지만 확실히 예전보다 가벼워졌다는 느낌이 들었다.

그러면서 자신감도 싹트기 시작했다. 나의 몸, 나 자신에 대한 생각을 깊이 하게 됐고, 절망을 헤쳐 나갈 수 있는 것은 오로지 나 자신뿐이라는 것을 깨닫게 됐다. '왜'라는 질문을 해봤자 해결되는 것은 하나도 없었다. 대신 '어떻게'를 생각해야 답이 나오는데, 왜 이걸 몰랐을까? 모든 것은 마음자세에 달려 있었다. 새로운 출발을 위해 무엇을 해야 할지 계획을 세웠다. 1주일에 세네 번 운동하고, 영어공부를 하고, 인

턴십을 신청하고…. 당장 실천할 것들이 눈에 보이니 의욕이 솟았다. 이 모든 것이 하루 한 시간씩 운동한 결과였다. 운동이라는 것이 내 삶에 이렇게 대단한 에너자이저가 될 줄이야. 그리고 또 하나, 운동하는 재미를 알게 됐다는 것도 큰 보람이었다. 그렇게 움직이기 싫어하던 내가 움직이는 것을 재미있어 하게 될 줄이야! 팔이 앞뒤로 움직일 때, 발이 땅바닥에 닿을 때, 바람을 가르고 앞으로 나갈 때 그 '살아 있는' 생생한 기분이란 말로 이루 표현할 수 없다. 몸을 움직이면서 느끼는 생동감은 무엇과도 바꿀 수 없는 쾌감이었고, 운동은 하루 중 가장 기다려지는 일과가 되었다.

여름이 지나고 10월쯤 되니 몸무게가 3kg 정도 줄었다. 솔직히 살이 많이 빠진 것은 아니었지만 보는 사람마다 '얼굴이 밝아졌다' '날씬해졌다' 는 칭찬을 해줬다. 그리고 가장 큰 변화는 넘치는 에너지였다. 세상 무슨 일이든 다 이겨낼 수 있다는 자신감이었다. 그것 때문이었을까? 11월에는 내가 그렇게 일하고 싶었던 회사에 입사할 수 있었다. 단지 운동을 시작한 것만으로 나는 3, 4개월 만에 뼛속까지 달라졌다. 20년이 넘게 내 생각과 행동을 사로잡았던 기준이 한 단계 업그레이드된 것이다. 그리고 4년이 지난 지금도 나는 여전히 걷기를 실천하고 있다.

'운동을 해야 하는데…' 라며 고민만 늘어놓고 있는 사람들에게 이렇게 말하고 싶다. 늘어진 몸을 일으켜 지금 당장 문을 박차고 나가서 시원한 바람을 맞으며 걸어보라고. 평소에는 알지 못했던 팔, 다리의 움직임을 느껴보라. 그렇게 운동에 집중하다 보면 잡생각은 자연스럽게 사라지고, 긍정적인 생각만 남게 될 것이다. 동시에 몸과 마음도 건강해질 것이다.

이미경 (27세)

성공의 주인공은 바로 당신

앞의 두 사람도 처음에는 운동을 왜 해야 하는지 필요성조차 느끼지 못했고, 몸을 움직이는 것 자체도 몹시 싫어했다. 하지만 몸과 마음의 아픔과 고통을 떨쳐버리기 위해 운동을 시작했다. 시작은 항상 어려운 법이지만 그들은 생활 속에서 운동을 시작하면서 운동하는 과정을 즐기게 되었다. 그 결과 몸이 건강해졌고, 마음까지 즐거워졌다. 몸을 통제하고 바꾸는 긍정적인 경험은 정신에도 영향을 끼친 것이다. 활력과 열정은 겉모습뿐만 아니라 내면도 완전히 새롭게 변화시킨 것이다. 몸은 가장 중요한 자산이다. 만일 자기 자신을 첫 번째 투자 대상으로 삼지 않는다면, 당신은 남은 인생을 상당히 고단하게 보낼 것이다. 자신을 돌보지 않으면 가족, 친구, 직장동료를 포함해 누구와도 어울려 살 수 없다.

나는 매일 건강하고 에너지 넘치는 삶을 살고 싶다고 말하는 사람들을 만난다. 그런데 그들 중에는 사는 게 고단할 뿐 무엇을 어떻게 해야 할지 모르겠다는 사람들이 대부분이다. 그들도 조금만 노력하면 몸과 정신이 건강해지고 행복해질 수 있다는 것을 알기에, 포기하지 말고 작은 것부터 시작하라고 조언한다.

이제 당신에게 새로운 삶을 선사하려고 한다. 만약 당신이 평소 힘겹게 시간을 내서 운동하고 있다면, 이 책은 생활 속에서도 쉽게 시도할 수 있는 새로운 운동을 선물할 것이다. 그리고 운동을 할수록 근사하게 변해가는 모습을 보게 될 것이고, 움직임의 즐거움을 깨닫게 될 것이다. 몸과 정신이 하나가 되어서 건강하고 에너지 넘치는 삶이 무엇인지 느끼는 순간, 당신도 모르게 '아' 하는 감탄사가 터져 나올 것이다. 당신도 성공의 주인공이 될 수 있다.

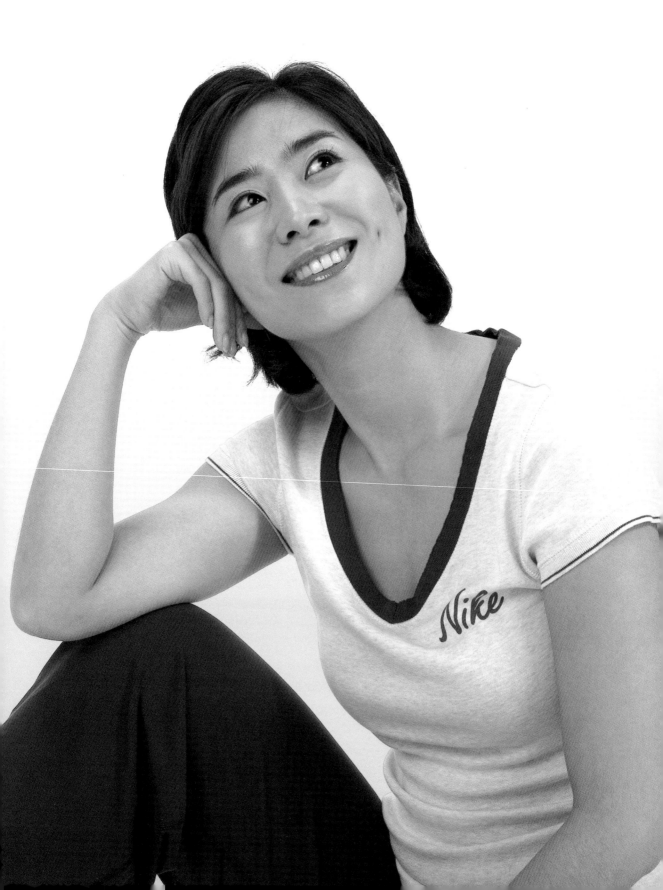

02

어두운 옛날이여 안녕,

눈부신 미래를
꿈꿔라

조옥형, 주부(40대, 여) >>> 정주호 트레이너에게 운동을 배우
면서 운동이 이토록 쉽고 재미있는 것인가 하고 새삼 깨달았다.
그가 알려준 생활 속 운동은 혼자 집에서 손쉽게 따라 할 수 있는
것들이었다. 예를 들면, 소파에 앉아서 하는 스트레칭, 생수병을
들고 하는 팔 근력운동, 쿠션을 다리 사이에 끼고 하는 다리 근력
운동 같은 것인데, 힘들게 헬스클럽에 가지 않고도 건강한 몸을
만들 수 있다는 사실에 놀라게 된다. 그리하여 나는 그의 운동 프
로그램에 반한 열혈 팬이 되어버렸다.

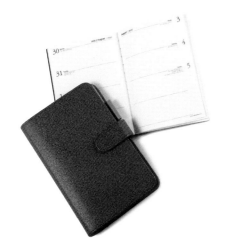

정확한 목표는
구체적인 계획의 밑거름이다.

어두운 옛날이여 안녕,
눈부신 미래를 꿈꿔라

[1. 솔직하게 점검하는 운동수준 체크리스트]

숨이 찰만큼 달려본 적이 언제였던가? 요즘 팔굽혀펴기는 몇 개까지 가능한가? 최근 3개월 동안 당신의 몸과 운동 수준에 대해 3분 이상 고민해 본 적이 있는가?

운동을 시작하기 전, 자신 상태에 대해 정확히 파악하는 단계가 필요하다. 자신의 수준도 모르고 무턱대고 운동을 시작하는 것은 위험한 일이다. 몸에 무리를 주게 되면 운동을 하지 않는 것보다 못한 결과를 초래할 수도 있기 때문이다. 체크리스트를 통해 운동에 대한 나의 태도, 체력, 유연성, 심박지수를 점검해 보자.

1_운동에 대한 당신의 태도는?

Q1 운동에 대한 생각을 할 때 당신은?

☐ 1) 기대가 된다.

☐ 2) 몸과 관련된 건 전혀 관심 없다.

☐ 3) 움츠러든다.

Q2 당신에게 운동할 의지를 불타게 하는 것은?

☐ 1) 다음 주에 예정된 철인 3종 경기

☐ 2) 수영복을 입어야 하는 여름휴가

☐ 3) 자기반성, 또는 죄책감

Q3 계획을 세웠지만 너무나 운동을 하기 싫을 때 당신은?

☐ 1) 권상우, 이효리의 몸매를 떠올린다.

☐ 2) 옆 러닝머신에서 달리는 사람과 조용히 경쟁한다.

☐ 3) 일단 눕고 나서 생각한다.

Q4 아침 운동 시간을 알리는 휴대전화 알람이 켜진다. 당신은?

☐ 1) 침대에서 벌떡 일어나 나간다. 어젯밤 운동화까지 신고 잤다.

☐ 2) 휴대전화를 찾아 정지버튼을 누른다.

☐ 3) "알람 울렸어? 나 못 들었는데?"

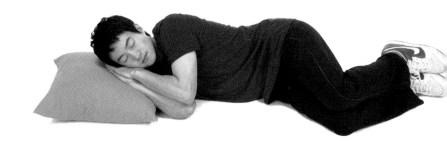

2 _ 당신은 천하장사? 국민약골? 체력을 점검해 보자

Q5 비행기 좌석 위 수납 칸에 무거운 가방을 넣어야 한다. 당신은?

□ 1) 15kg 가방 정도는 한 팔로 거뜬하게 들어 올린다.

□ 2) 다른 사람들이 다 앉고 나서 천천히 올리려고 기다린다.

□ 3) 옆자리의 힘 센 사람을 찾아 올려달라고 부탁한다.

Q6 파티에서 신나게 흔들었다. 기진맥진할 때 당신은?

□ 1) 이제 시작이다. 이 정도쯤 준비운동!

□ 2) 바(Bar)나 벽에 기대 잠시 쉰 다음 다시 플로어로 뛰어든다.

□ 3) 허리가 부러질 듯 아파서 소파에 드러눕는다.

　이제 펜을 내려놓고 아래의 3가지 동작을 실제로 해보자. 당신의 체력과 지구력을 알 수 있는 방법이다!

Q7 팔굽혀펴기 _____개

▶ 상체의 힘을 테스트하는 최고의 방법, 팔굽혀펴기! 얼굴을 바닥에 대고 엎드리고 발을 바닥과 직각이 되도록 세워 발가락만 굽힌다. 그 다음 팔꿈치를 구부려 손을 가슴 옆에 놓는다. 팔을 펴면서 상체를 든 후 하체까지 천천히 든다. 남자는 발만 바닥에 붙이고, 여자는 무릎을 바닥에 붙인다. 할 수 있는 만큼 최대한 많이 팔굽혀펴기를 한다. 시간제한은 없다.

옆 차트는 나이별 평균 실시 개수다.

평균 이상을 한다면 A,

개수 내에서 한다면 B,

모자라면 C 다.

20~29세	15~20개
30~39세	13~19개
40~49세	11~14개

//////// T I P 팔굽혀펴기를 많이 할 수 있다면 무거운 물건을 쉽게 들 수 있고 팔과 어깨 근육이 단련됐다는 의미다. 물론 한 번도 제대로 할 수 없다면 문제가 심각하다.

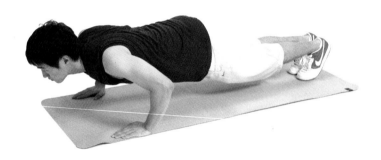

Q8 윗몸 일으키기 _____개

▶ 누구나 알고 있는 윗몸 일으키기. 쉬워 보이지만 당신에게 어떤 문제가 있는지 정확하게 알려준다. 앉아서 무릎을 가슴 앞으로 구부린다, 발은 침대나 소파 밑에 고정시킨다. 상체는 똑바로 앉을 때보다 1/3 정도로 앞으로 기울인다. 1분간, 혹은 아이고 소리가 나올 때까지 가능한 한 많이 실시한다.

옆 차트는 나이별 평균 실시 개수다.
평균 이상을 한다면 A,
개수 내에서 한다면 B,
모자라면 C 다.

20~29세	42~44개
30~39세	33~40개
40~49세	29~32개

//////////// TIP 판판하고 단단한 배, 접히지 않는 뱃살을 꿈꾸는가? 그러면 일단 연령대별 기
본 개수를 채울 수 있도록 연습, 또 연습하라.

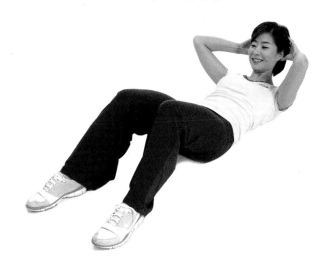

Q9 기마 자세   _____개

▶ 두 다리를 벌리고 무릎을 굽히는 기마 자세. 이 자세는 쪼그려 앉거나 계단을 오
르내릴 때 다리의 힘으로 얼마나 오래 지탱할 수 있는지 보여준다. 벽에 등을 대고
선다. 두 발은 벽에서 30cm 정도 떨어뜨리고 골반 너비로 벌린다. 발에 힘을 주고
무릎이 90도가 될 때까지 굽힌다. 가능한 한 오래 그 자세를 유지하라.

아래 차트는 나이별 평균 실시 개수다.

평균 이상을 한다면 A,

개수 내에서 한다면 B,

모자라면 C 다.

20~29세	60~90개
30~39세	45~75개
40~49세	30~60개

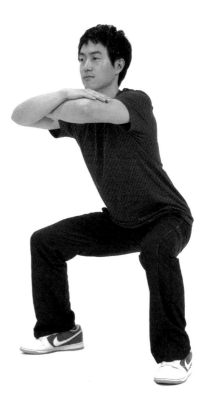

///////// TIP 강하면서도 날렵한 다리를 만들려면 종아리가 후들후들 떨리는 것쯤은 참자. 다리를 탄탄하게 하려면 두 다리를 앞뒤로 벌리고 한 다리만 굽히는 런지 운동도 좋다.

3 _ 당신은 혹시 통나무 인간? 유연성을 점검하라

Q10 안경을 떨어뜨렸다. 당신은?

☐ 1) 상체만 숙여서 집는다. 엉덩이가 기분 좋게 스트레칭 되는 느낌이다.

☐ 2) 무릎을 꿇고 집는다. 스트레칭은 요가를 배울 때만 한다.

☐ 3) 다른 사람에게 집어달라고 한다.

Q11 앉아서 상체 굽히기 _____개

▶ 엉덩이에서 슬곡근(허벅지에서 무릎 뒤까지 이어진 근육)까지 얼마나 유연한지 알아보자. 바닥에 30cm 자(혹은 종이로 된 띠)를 붙인다. 두 다리를 쭉 펴고 앉아서 발꿈치를 자의 중간(15cm) 지점에 놓는다. 두 발은 골반 넓이로 벌린다. 상체를 굽히고 팔을 펴 손가락이 자의 어디까지 닿는지 본다. 발꿈치를 지나 5cm까지 닿을 수 있는가?

옆 차트는 나이별 평균 실시 개수다.
평균 이상을 한다면 A,
개수 내에서 한다면 B,
모자라면 C 다.

20~29세	42~44개
30~39세	33~40개
40~49세	29~32개

//////// TIP 유연하다는 것은 몸을 쉽게 움직일 수 있다는 의미다. 몸이 유연하면 힘찬 걸음걸이부터 섹시한 춤까지 모든 움직임이 쉬워진다. 하루 10분 가벼운 스트레칭만으로 몸의 유연성은 부쩍 좋아진다. 특히 남자는 여자보다 유연성이 훨씬 떨어지므로 한두 가지 스트레칭 자세를 외워 틈틈이 해준다.

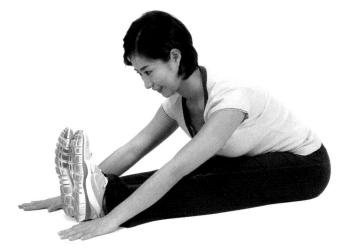

4 _ 두 근 두 근   팔 딱 팔 딱 ,   심 폐 능 력 을   점 검 하 라

Q12 심장박동률을 높이고 싶을 때 당신은?

☐ 1) 달리기, 자전거, 수영, 킥복싱 등 무슨 운동이라도 한다.

☐ 2) 동네를 몇 바퀴 걷거나 조깅을 한다.

☐ 3) 나를 화나게 한 사람들을 생각하면 저절로 가슴이 쿵쾅거린다.

Q13 2.5km 달리기 _____시 _____분

▶ 일정한 거리를 얼마나 빨리 갈 수 있는지 측정해 보자. 이것은 내 다리 근육과 심장이 얼마나 건강한지 보여주는 기준이 된다. 동네 운동장이든 가까운 스타벅스를 목표로 하든 2.5km을 달려보자.

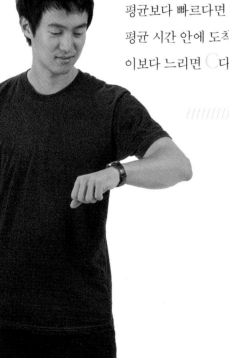

옆차트는 는 나이별 평균 주파 시간이다.

평균보다 빠르다면 A,

평균 시간 안에 도착했다면 B,

이보다 느리면 C다.

20~29세	12 : 51~14 : 25
30~39세	13 : 41~15 : 14
40~49세	14 : 33~16 : 13

///////// TIP   심장과 폐가 원활하게 돌아갈수록 밤새 클럽에서 힘차게 놀 수 있다. 또 아무리 열 받는 일이 생겨도 혈압이 쉽게 오르락내리락 하지 않는다. 심폐기능이 뛰어나면 일상생활에서 얻는 이익이 많다.

5 _ 당 신 의 운 동 수 준 은 ?

대답 A는 모두 3 점,

대답 B는 모두 2 점,

대답 C는 모두 1 점이다.

당신의 점수를 더하고 밑에서 당신이 어떤 등급인지 확인하라.

▶ **41~51점** : 당신의 몸은 최상의 상태다. 모든 이들이 당신에게 질투를 느낄 듯! 지금 상태를 유지하기만 하면 권상우나 이효리도 부럽지 않을 것이다. 그러나 이제 기준을 좀더 높게 잡아야 할 때. 당신보다 건강하지 못한 사람들 속에서 우쭐해서는 발전이 없다. 운동은 규칙적으로 하지만 살이 안 빠져서 불만이라면 식습관을 관찰해보자. 운동을 한다는 이유로 먹고 싶은 것을 마음대로 먹는 것은 아닐까? 음식을 좀더 건강하게 먹는다면 당신은 내적, 외적으로 최고의 균형을 이룰 것이다.

▶ **29~50점** : 운동에 대해 바람직한 생각을 갖고 있다. 지금도 다른 사람들보다는 건강할 것이다. 그러나 좀더 근사한 몸매를 원한다면 한 발자국만 더 나가자. 지금하고 있는 운동 패턴과 강도, 양을 조절해 눈에 확 띄는 결과를 만들어보는 것은 어떨까? 주변의 운동 달인이나 전문가에게 방법을 물어보라. 조금만 더 노력하면 당신은 안팎이 모두 건강한 사람이 될 것이다.

▶ **17~28점** : 한 번뿐인 인생, 신나게 즐기고 있는가? 그러나 자신의 건강에 조금 더 신경 쓴다면 분명 지금보다 훨씬 더 행복하고 성공하는 삶을 살 수 있다. 문제는 운동에 대해 당신이 갖고 있는 막연한 공포감이다. 땀을 뻘뻘 흘리며 매일 2시간씩 운동해야 한다고 생각한다면 그것은 오해! 자리에서 일어나 움직일 '방아쇠' 가 필요한가? 운동을 같이 할 마음 맞는 친구를 만들어도 좋고, 자신에게 자전거나 운동화를 선물하는 것도 좋다. 매일 조금씩 운동하는 즐거움을 발견해 보라.

2. 당신이 운동해야 할 이유, 아직도 모르세요?

요즘 TV나 신문, 주변에서 운동하자고 권하는 사람이 많을 것이다. 그러나 스스로 운동을 '왜' 해야 하는지 필요성을 느끼지 못한다면 쇠귀에 경 읽기나 다름없다. '지금까지 운동 안 하고도 잘 살았는데 별 문제 있겠어?' 라고 생각한다면 이 기회에 당신이 왜 운동을 해야 하는지 알아보자.

주변을 보면 외모 때문에 운동을 시작하는 경우가 많다. 살을 빼서 예뻐지기 위해, 근육을 키워서 몸짱이 되기 위해 운동을 결심하는 것이다. 특히 요즘처럼 외모로 사람의 능력을 평가하는 사회에서는 남에게 뒤처지지 않기 위해 살을 빼고 몸을 만드는 경향이 두드러진다. 현대사회에서는 얼굴이나 몸무게 등 외모가 경제적 능력을 좌우하기도 하는데, 코넬 대학의 존 콜리 박사의 연구를 보면 평균 몸무게보다 30kg 더 나가는 여성은 보통 몸무게의 여성보다 7%나 연봉이 낮다고 한다.

물론 그 사람이 예쁘고 잘생겼다고 인격이나 능력이 과대평가되어서는 안 된다. 그러나 외모는 자신의 인격과 능력을 표현하는 훌륭한 수단으로 쓰인다. 가끔 TV를 보면 고도비만인 여성이 다이어트를 한 다음 살 빼기 전과 후를 비교하는 방송이 있다. 날씬해진 후 그들은 뚱뚱할 때보다 훨씬 아름다워 보인다. 살을 빼고 예쁜 옷을 입었기 때문이기도 하겠지만, 자신의 내면을 당당하게 드러내기 때문에 아름다워 보인다고 생각한다. 예뻐진 다음에는 자기 생각을 당당하게 이야기하고 말도 더 자신 있게 하기 마련이다. 변화된 자신을 자랑스럽게 여기기 때문에 자신감이 생긴 것이다. 그들의 얼굴에는 환한 웃음이 떠나지 않고 생기가 넘쳐흐른다.

그러나 무엇보다 운동해야 하는 가장 큰 이유는 건강한 몸을 갖기 위해서다. 건강하지 않은 사람은 아무리 돈이 많아도, 능력이 뛰어나도, 권력이 있어도 행복한 삶을 살 수 없다. 자신이 가진 것을 제대로 활용할 수 없기 때문이다. 내가 아는 후배는 훌륭한 성적으로 대학원에서 촉망받는 인재라는 칭찬을 듣는 사람이었다. 졸업 후 모 대기업 연구실에서 일을 시작했다. 그러나 연구실이라는 업무 특성상 야근이 많았고, 회식도 잦았다. 운동은 당연히 생각도 못했다고 한다. 근무한 지 10개월이 됐을 때 후배는 신경성 위염, 디스크 등으로 시름시름 앓기 시작했고, 결국 한 달에 2, 3일은 병가를 내고 쉬어야 하는 상태가 됐다. 그 이후 후배는 4개월 동안 겨우겨우 회사를 다니다가 '이러다 죽겠다' 싶어서 회사를 그만두었다고 한다. 일을 좋아하고 능력도 있었지만 체력이 받쳐주지 못했던 것이다.

당신은 혹시 항상 피곤하고 축 처져 있지는 않은가? 1년 내내 감기를 달고 사는 약골인가? 지금은 사소해 보이는 증상이 5년, 10년, 20년 동안 점점 쌓이고 커진다면 미래에는 당신의 건강을 해치는 치명적인 장애물이 될 것이다.

행 복 한 인 생 을 위 한 가 장 확 실 한 투 자 , 운 동

세계건강기구(WHO)에서는 현재 'Move for Health' 라는 캠페인을 실시 중이다(http://www.who.int/moveforhealth/en). 이 캠페인은 갈수록 움직이지 않는 현대인들에게 '사람은 움직여야 건강해진다' 는 메시지를 전달하고 있다. 이곳에서 발표한 운동과 건강에 대한 보고서에 따르면, 30분의 가벼운 운동(예를 들어 30분 산책)은 이런 효과가 있다고 한다.

▶ 심장병, 대장암에 걸릴 가능성이 50% 이상 낮아진다.

▶ 2형 당뇨병에 걸릴 가능성이 50% 이상 낮아진다.

▶ 20~40대의 조기 사망의 가능성이 낮아진다. 20~40대의 조기 사망률의 가장 큰 원인은 심장병이나 뇌졸중이다. 이는 또한 모든 사망 원인의 1/3을 차지하는 큰 문제다.

▶ 고혈압을 낮추거나 예방할 수 있다. 고혈압은 성인 20%가 겪고 있는 고질적인 성인병이다.

▶ 허리 통증이 줄어든다. 하루 종일 앉아서, 서서 일하는 직장인들의 척추를 건강하게 만들기 때문이다.

▶ 살을 빼는 데 큰 도움이 된다. 하루 30분이라도 가볍게 운동하는 사람은 항상 앉아서 생활하는 사람보다 비만이 될 확률이 50%나 낮다.

▶ 골격, 근육, 관절을 건강하게 가꾸고 유지하게 한다. 몸이 좋지 않거나 병을 앓는 사람도 운동을 통해 에너지를 얻을 수 있다.

▶ 근골격계의 통증을 해소하고 관리하게 돕는다. 예를 들어 목, 어깨, 허리의 통증을 시원하게 풀어준다.

▶ 정신적으로 편안해진다. 스트레스, 걱정, 우울함과 외로움의 감정을 해소할 수 있다.

　

운동을 하면 심장병, 고혈압, 당뇨병 등을 예방하고 방지할 수 있으며, 스트레스를 해소하는 데도 확실한 효과가 있다는 것을 알 수 있다.

또한 운동은 담배를 끊는 데도 효과가 있다. 영국 엑시터 대학교 테일러 박사팀의 연구에 따르면, 어슬렁거리는 등의 가벼운 운동으로도 담배에 대한 갈증과 금단 증상을 줄일 수 있다고 한다. 운동 시간과 강도가 증가할수록 담배에 대한 갈증과 금단증상이 감소하며, 단 5분 정도의 짧은 운동으로도 효과가 있다는 것이다. 연구팀은 적절한 운동을 하면 담배를 끊은 후 살이 찌는 현상도 막을 수 있고, 다시 담배를 피게 만드는 담배에 대한 갈증과 금단증상을 조절하는 데 도움이 된다고 말한다.

운동은 하기 싫지만 억지로 해야 하는 활동이 아니다. 살아가는 동안 정신적, 육체적으로 건강한 상태를 만들어서 당신이 원하는 것을 이루고 얻을 수 있는 탄탄한 토대를 세우는 일이다. 젊은 당신은 풍요롭고 행복하며 성공한 삶을 원할 것이다. 이를 위해 업무와 관련된 전문지식을 쌓고, 사람들과도 돈독한 관계를 맺고, 매 순간 올바른 선택을 하며 최선을 다한다. 이 모든 노력을 가능하게 하는 것은 바로 당신의 '체력' 이다.

사회생활을 하는 직장인이라면 회사에서 인정도 받고 연봉도 많이 받고 싶을 것이다. 그러기 위해서는 스트레스를 이겨내고 업무도 척척 해결해야 하지 않겠는가? 이를 위해서 체력은 필수다. 아무리 능력 있는 사람도 체력이 약하면 자기 능력의 50%도 발휘할 수 없다. 몸이 아픈데 무슨 수로 업무에 집중하겠는가? 몸이 비실비실한 상태에서 어떻게 정신적인 에너지가 폭발할 수 있을까? 아마 자신의 직업에 최선을 다해 매진하는 사람일수록 '체력이 재산이다' 라는 말에 고개를 끄덕일 것이다.

2005년 12월 미국의 MSNBC의 기사에서도 운동은 단순한 체중감량을 위한 것보다는 총체적인 건강과 웰빙을 위한 핵심 활동이라고 강조한다. 이 기사에 따르면 운동은 업무 능력을 높이는 데도 효과가 있다고 한다. 영국에서 대학, 컴퓨터회사, 생명보험 회사 등에 다니는 200명을 상대로 조사한 결과, 하루일과 중 짬을 내서 운동을 하는 직장인이 그렇지 않은 사람들보다 업무 처리에서 훨씬 더 생산

적이며 일로 인한 스트레스에도 더 많은 내성을 갖는다고 느끼는 것으로 나타났다.

또한 미국의 한 보고서에 따르면, 직장인 중 60%는 시간 운용, 두뇌 활동, 마감 준수 능력 등에서 운동을 한 날이 훨씬 좋았으며 15% 정도는 더 능률이 오른다고 한다.

우리나라에도 많은 팬이 있는 일본의 소설가 무라카미 하루키는 마라톤 광으로도 유명하다. 그는 33세에 전업작가로 데뷔한 이후 '건강한 삶에 도움을 주지 않는 것은 절대 하지 않겠다' 는 굳은 결심을 했다. 그 이후 지금도 매일 아침 5시에 일어나 1시간씩, 1주일에 6일, 16년을 쉬지 않고 달렸다고 한다. 그랬기 때문에 20년이 넘도록 꾸준히 집필을 할 수 있었던 것이다.

어느 잡지와의 인터뷰에서 그에게 왜 그렇게 달리기를 포기하지 않는지, 앞으로도 계속 달릴 건지 질문을 했다. 그는 나이가 들더라도 당연히 계속 달릴 것이며, 마라톤도 꼭 한 번 이상 완주하겠다고 했다. 그는 소설을 쓰기 위해서는 상상력, 집중력, 지적 능력을 지속적으로, 높이 유지하는 것이 필수인데, 강한 체력이라는 기초 없이는 불가능하다고 말한다. 또 그는 달리기를 하지 않았더라면 지금과 같은 작품은 쓰지 못했을 거라고 강조한다. 우리 삶을 한 편의 명작으로 만들기 위해 튼튼한 몸은 기본 중 기본이 아닐까라는 생각이 든다.

3. 운동 성공률 100%! 4단계 액션플랜을 따르라

이제 몸을 움직여서 운동을 시작하는 일이 남았다. 큰 맘 먹고 운동을 시작하기로 한 것은 정말 잘한 일이다. 하지만 꾸준히 지속하는 일은 시작하는 일보다 더 어렵다. 시작을 결심한 후 하루 이틀은 의지를 불태우며 부지런히 움직이지만, 대부분의 경우 일주일만 지나면 '운동 하기는 해야 하는데' 하며 먼 산만 바라본다. 포기한 것이다.

'운동이 잘 안 돼요' 라고 하소연하는 초보자들이 많은데, 그들의 공통적인 이야기는 이렇다. 일단 외모와 건강을 위해 운동을 좀 해야겠다는 결심을 한다. 그리고 헬스클럽에 등록한다. 1, 2주는 부지런히 나갔지만, 그 이후에는 일주일에 1번도 잘 가지 않는다. 그리고 등록기간이 끝나면 슬며시 운동화와 샤워용품을 갖고 나온다. 이 책을 읽는 당신도 이런 경험이 한두 번은 있을 것이다.

'열심히 해야지' 라는 막연한 생각만으로는 꾸준히 하기 힘들다. 하루 이틀 운동했다고 살이 쏙 빠지거나 王자 복근이 생기지 않기 때문이다. 몸이 변하기 위해서는 시간과 노력이 필요하다. 이때 시간과 노력을 모닥불이라고 비유해 보자. 모닥불을 계속 타오르게 하기 위해서는 땔감이 있어야 한다. 시간과 노력을 들여 운동을 지속하게 만드는 땔감은 무엇일까? 바로 운동 전 4단계 액션플랜이다. 사실 이 과정은 운동을 어떻게 하느냐보다 더 중요하다. 이 과정을 충실히 지켜야 중도에 포기하지 않고, 운동에 재미를 붙일 수 있으며, 상상만 하던 것을 현실로 이룰 수 있기 때문이다.

첫 번째, 운동을 시작하기 전 운동을 해야 하는 당신만의 이유를 확실히 밝힌다.
두 번째, 변하고 싶은 모습을 상상한다.
세 번째, 상상을 현실로 만들 구체적인 목표를 세운다.
네 번째, 목표를 글로 써서 잘 보이는 곳에 붙이고, 자신의 변화를 일지로 기록한다.

무작정 시작하는 것보다 이유를 구체적으로 밝히고 목표를 세울 때 운동 효과가 훨씬 커진다. 또한 운동 목표, 예를 들어 살을 뺀다거나 복근을 만드는 것도 달성할 수 있다. 그러면 운동하는 과정도 쉽고 재미있게 느껴질 것이다. 운동을 하는 데 뭐 이런 것까지 해야 되냐고 말하지 마라. 이번 기회에 새로운 것에 도전해 보라. 운동을 재미없고 힘든 것으로만 생각했던 당신의 생각을 확 바꿔주겠다.

Action plan 1_ 당신이 변신하고 싶은 이유를 구체적으로 말해 보자

'새로운 모습으로 태어나겠다'고 변신을 결심했는가? 그런데 과연 진심으로 결심했는가? 가슴에 손을 얹고 '진심'이라는 단어에 당당한지 생각해 보라. 자신 있게 고개를 끄덕이는 사람은 드물 것이다. 왜냐하면 그저 무엇인가 해보겠다고 결심하는 것과, 이를 실천에 옮겨야 하는 절실한 이유를 가지고 있는 것 사이에는 큰 차이가 있기 때문이다.

33세 직장 남성 K씨. '체중 10kg을 줄여서 건강해지고 싶다'는 K씨의 생각과 '당신은 현재 고혈압이므로 체중 10kg을 줄이지 않으면 1년 안에 심장마비로 죽을 지도 모릅니다'는 의사의 말에 그가 받는 느낌은 완전히 다를 것이다. 10kg를 빼야 한다는 결론은 같다. 그러나 의사의 진단을 들었을 때야 사태가 심각하다는 것을 깨닫는다. 아마 K씨는 기를 써서라도 살을 빼고 말 것이다. 이처럼 운동을 하겠다는 자신만의 이유가 확실하고 강렬할수록 끝까지 지속할 수 있는 에너지가 생긴다.

당신이 변신하고 싶은 이유는 무엇인가? 지금 나에게 한 문장으로 말할 수 있는가? 아마 어렴풋하게만 떠오를 것이다. 몇 가지 질문에 답하면서 이유를 명확하게 정리해 보자.

NOTE :

Q1 당신의 모습이 마음에 드는가?

Advice 친구의 생일파티에 놀러간 당신. 당신과 친구들이 모여 왁자지껄한 분위기에서 사진을 찍었다. 이튿날 친구 홈페이지에 올라온 당신의 사진. 오, 이럴 수가! 얼굴이 이렇게 둥그렇다니, 뱃살이 이렇게 많이 나왔었나? 왜 이렇게 늙어 보이지?
우리는 매일 자신을 보고 있기 때문에 몸이 늘어나거나 줄어드는 것을 잘 모르고 지나친다. 그러나 한 장의 사진으로 사태의 심각성을 파악할 수 있다. 현재의 모습에서 변신의 이유를 찾을 수 있을 것이다.

Answer 나는 내 모습이

Q2 실제로 자신에 대한 느낌은 어떤가?

Answer

Q3 자신 있고, 활기차며, 건강하다고 느끼는가?

Answer

Q4 지금 내가 건강하게 살고 있는지 점검해 볼 때가 있는가?

Answer

Q5 앞으로 더 밝은 미래를 만들고 싶은가?

Answer

위의 문제에 답하다 보면 변신해야 하는 당신만의 이유기 분명히 드러날 것이다. 정확하고 분명한 이유는 현실 가능한 목표를 세우는 데에 기반을 만들어 준다.

내가 운동을 해야 하는 이유는

Advice

▶▶ "살을 빼기 위해서죠. 굶는 게 가장 좋은 방법이라지만 1~2개월이 한계에요. 그리고 안 먹으면 체력이 떨어지고 정신적으로도 힘들어서 일상생활이 힘들고요. 안 먹기만 하거나, 또는 운동만 해서는 살을 뺄 수 없다는 것을 5년 만에 알았습니다." <u>27세, 이미경</u>

▶▶ "땀 흘리는 것을 안 좋아해서 평생 한 번도 제대로 된 운동을 한 적이 없어요. 그런데 한 달 내내 야근을 하니 정말 체력이 '바닥났다'는 것이 느껴졌습니다. 10분 이상 걸으면 쓰러질 정도로 힘들고, 뱃살도 자

꾸 찌고요. 그때 처음으로 운동을 해야겠다는 생각이 들어 1주일에 2번 20분 정도 집에서 요가 비디오를 따라 했어요. 1개월 후 몸무게는 그대로였지만 바지 치수가 1인치 줄었어요. 가장 좋았던 것은 업무가 끝나도 피곤하지 않고 쌩쌩했다는 것이고요."

30세, 양현정

▶▶ "어렸을 때부터 마르고 왜소한 체형이 콤플렉스였습니다. 수영, 스노보드 등 이것저것 운동을 좋아했는데도 몸은 쉽게 좋아지지 않았죠. 헬스클럽에서 운동을 하기도 했지만 바벨만 몇 번 들면 체중이 늘 거란 짧은 생각에 시간 때우기 식의 운동을 했고, 그 결과 효과는 보지 못했습니다. 마른 몸에 근육을 붙여 건강해 보이도록 만들고 싶었습니다. 이것이 내가 운동을 시작한 이유고, 웨이트 트레이닝이 해결책이라고 생각했습니다. 그래서 전문 트레이너에게 방법을 묻고, 책도 읽으면서 체계적으로 꾸준히 운동했지요. 그리고 6개월 후에는 이전보다 체중도 늘고 몸도 탄탄해지기 시작했습니다. 그 때를 계기로 지금까지도 매일 30분 이상 운동을 하고, 직업도 운동과 관계된 것으로 바꿨습니다. 지금의 저는 예전보다 젊어 보인다는 말을 들을 정도로 건강하고 자신감 넘치는 사람으로 변했습니다."

34, 임일혁

Action plan 2 _ 변하고 싶은 모습을 상상하라

당신의 몸과 생활을 생각했을 때 어떤 부분이 마음에 들지 않는가? 어떻게 변했으면 하는가? 당신의 미래에 초점을 맞춰 '이것만을 꼭 바꾸고 싶다'는 것들을 떠올려보라. '살을 좀 빼고 싶어', '배에 王자를 새기고 싶어', '체력이 더 좋아졌으면 좋겠어' 등 다양할 것이다. 단 하나만 바꾸면 되는 사람도 있을 것이고, 두세 가지를 바꿔야 할 사람도 있을 것이다. 무엇이든 좋다.

당신이 원하는 것들이 다 이뤄졌을 때의 환상적인 모습을 상상해 보자. 예쁜 몸매를 만들어 비키니 수영복을 입고 바닷가를 산책하는 장면, 탄탄한 복근을 친구에게 자랑하는 모습, 야근한 다음날에도 거뜬하게 출근하는 모습 등 사진처럼 명확한 장면을 그려보자. 그때의 감정도 떠올려보라. 즐거운가? 온몸에 에너지가 넘치는가? 날아갈 듯한 기분인가? 촉감, 친구들의 말소리, 그때의 냄새 등 모든 감각기관을 동원하여 한 편의 영화를 찍어도 좋다. 최대한 구체적으로 그려보라. 인생의 승자가 된 듯한 느낌이 들지 않는가? 이것만으로도 운동할 의욕이 불끈 솟아오를 것이다.

상상은 운동을 지속하게 하는 힘도 있다. 피곤할 때, 친구들과 저녁약속이 있을 때는 운동하기가 영 귀찮다. 바로 이때 미래의 모습을 상상해 보자. 이 고비만 건너뛰면 내가 간절히 바라던 날씬한 몸매, 탄탄하고 균형 잡힌 근육, 언제나 에너지 넘치는 건강한 몸을 가질 수 있다고 생각하라. 며칠간 운동을 소홀하게 했더라도 금세 정신을 차리고 운동을 지속할 수 있을 것이다.

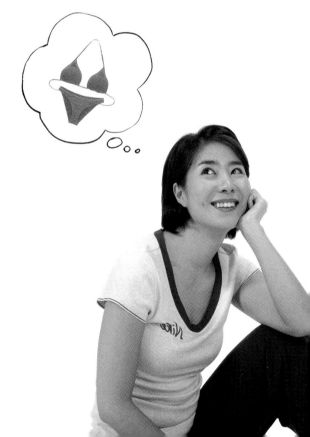

Action plan 3 _ 진짜로 실천 가능한 목표를 세운다

사실 '살을 좀 빼고 싶어', '배에 王자를 새기고 싶어' 는 꿈일 뿐이다. 당신은 꿈과 목표의 차이를 구분할 수 있는가? 간단하게 말해 꿈은 희망사항이다. 생각은 많이 하지만 실제로 언제 실현될지, 정말 이뤄질지 알 수 없다. 그러나 목표는 분명하게 시일을 정해서 그 기간 안에 꼭 성취하기로 결정한 특별한 것이다. '나는 언젠가 날씬하게 변하겠어' 라는 결심은 꿈인 반면 '12주 안에 5kg을 빼겠어' 는 목표다.

구체적인 목표수치가 잘 그려지지 않을 수 있다. 이때는 당신이 참고할 수 있는 모델을 선정하여 목표를 세워보자. 당신 주변에 운동으로 인생을 확 바꾼 사람이 있는가? 그 사람에게 어느 정도의 목표를 정해야 실천할 수 있는지 물어보라. 혹은 인터넷 커뮤니티나 책을 통해서 당신과 가장 비슷한 경우에 성공한 사람들을 찾아보라. 그들이 1~3개월 기간 동안 어떤 목표를 세웠고, 어떻게 노력했는지, 어떤 과정을 거쳐 성공했는지 혹은 실패했는지 살펴보라. 기준을 세우는 데 도움이 될 것이다. 초보자일수록 너무 높은 목표를 잡아서 좌절감을 맛보곤 하는데, 다른 사람들의 경험을 바탕으로 실패할 가능성을 최대한 줄여보자. 작더라도 진짜 실현할 수 있는 자신만의 목표를 세우는 것이 중요하다.

목표는 운동에 대한 '부담감' 도 줄여준다. 위의 예처럼 5kg을 빼야 하는 사람이 매일매일 '나 5kg이나 빼야 되는데' 라고 압박을 느끼면 그 즉시 운동은 '괴로운 것' 이 돼버린다. '1개월간 2kg, 그 다음 2개월간 1.5kg씩 빼겠어' 라고 생각하면 1개월 동안에 2kg에만 신경 쓰면 되니까 부담감은 훨씬 줄어든다. 그러므로 계획은 작을수록, 구체적일수록 좋다.

▶▶ "물론 운동을 꾸준히 하는 것이 쉽지는 않습니다. 우선 처음에는 식사량을 줄이고 운동을 해서 1개월에 3kg을 빼자는 목표를 세웠어요. 1개월 후 목표치 3kg이 빠지니 몸이 확실히 좋아졌다는 것이 느껴졌어요. 그 다음에는 몸 만드는 재미에 빠졌죠. 날씬해지고 서서히 배에 王자가 보이기 시작하면 운동하는 것이 얼마나 신나는데요. 친구들의 온갖 술 유혹에도 넘어가지 않을 정도니까요. 그때부터는 운동하지 말래도 안 할 수 없죠."

28세, 양진규

목표를 세우고 달성하는 태도는 운동뿐만 아니라 일과 삶 모든 부분에 적용된다. 처음에는 눈에 확 띌 만큼의 만족스런 결과가 없을 수도 있다. 그러나 자신의 변화하는 모습에 초점을 맞추면 뿌듯함을 느낄 수 있다. 운동 전과 다르게 아침에 가뿐하게 일어난다거나, 바지 사이즈가 줄어들었는가? 긍정적인 변화가 시작되면 금세 목표를 달성할 수 있고, 한 번 목표를 달성하면 다음에는 더 크고 긍정적인 변화를 계획한다. 미래에 이뤄질 꿈만 생각하면 가슴이 뛰어 도저히 기다릴 수 없는 것이다. 작은 목표라도 그것을 달성한 후의 성취감, 그리고 '할 수 있다'는 자신감. 이는 우리를 긍정적으로 변화시키는 최고의 자극제다.

Action plan 4 _ 놀 라 운 기 록 의 힘 , 쓰 면 이 루 어 진 다

목표를 정했으면 글로 기록해 놓는 것이 중요하다. 머릿속에서 생각만 하는 것과 직접 글로 쓰고 눈으로 확인하는 것과는 큰 차이가 있다. '쓰면 이루어진다'는 말이 있듯이, 기록은 꿈을 현실로 이루는 힘이 있다. 고심해서 목표를 정한 후 구석에 처박아둔다면 그간의 시간과 노력을 낭비하는 일이 되지 않겠는가? 이왕 새로운 운동습관을 붙이기로 했다면, 현실로 이룰 수 있도록 꾸준히 실천하는 데 좀 더 신경 쓰자.

바쁘면 목표를 정해도 잊어버리기 십상이다. 이럴 때를 대비해 목표를 글로 적어 잘 보이는 곳에 놓아두자. 집에서는 냉장고 문에 붙여둔다거나, 회사에서는 책상 위나 컴퓨터 모니터에 붙여두면 어떨까? 항상 기억할 수 있도록 휴대전화의 바탕화면에 저장하는 것도 좋은 아이디어다. 목표를 글로 써서 아침저녁으로 눈으로 보고 소리 내어 읽어보라. 보고 들으면서 온몸으로 기억해 두자.

운동 중에도 기록은 놀라운 힘을 발휘한다. 운동일지를 기록하면 운동을 계획대로 했는지 점검하며 반성할 수 있고, 변화하는 모습을 기록으로 남겨놓을 수 있다. 기록하는 것에 익숙하지 않다면 달력으로 시작해 보자. 운동한 날에 O, 빠진 날에 X로 표시할 수 있다. 달력이 한 칸씩 O로 채워지고 있다면, '이번만은 내가 제대

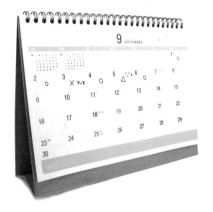

로 운동하고 있구나' 라는 대견함을 느낄 것이다. 사실 달력보다는 일지가 더 좋다. 일지는 달력보다 더 자세하게 기록할 수 있기 때문이다. 일기를 적듯이 오늘의 몸 상태, 몸무게, 오늘 한 운동, 운동 후의 느낌, 오늘 먹은 음식, 몸과 마음에 대한 느낌까지 시시콜콜하게 적어보자.

기록은 발전의 과정을 있는 그대로 보여준다는 장점이 있다. 일지를 꾸준히 작성

했다면 살이 빠지고 근육이 붙었던 과정이 고스란히 담겨 있을 것이다. 자신의 발전 과정을 돌이켜보는 것만으로 지금까지 들였던 노력과 변화를 자랑스럽게 여길 수 있다. 이번만은 반드시 성공하겠다는 결심을 굳히고, 앞으로 운동을 지속할 수 있는 힘을 얻게 될 것이다. 일지는 이 책의 부록에 준비돼 있으니 꼭 활용해 보라.

Advice :

"올 여름 휴가는 바닷가에서 비키니 수영복을 입는다!" **이유**

"2개월 동안 3kg을 빼고 허리 사이즈를 1인치 줄인다" **목표**

"오후 5시만 되면 쓰러질 듯 피곤한 나. '피곤해 보여요' 라는 말을 더 이상 듣지 않겠다!" **이유**

"1개월 동안 1주일에 2번 20분 걷기를 하고, 20분 근력운동을 한다." **목표**

당신이 운동해서 이루고 싶은 목표는 무엇인가요?

4. 예뻐지고 멋있어지는 작은 습관의 힘

습관이란 처음 한두 번 하던 것이 반복되어 무의식적으로 이뤄지는 것이다. 그렇다면 운동도 매일 조금씩 하다보면 습관처럼 몸이 저절로 움직이지 않을까? 그렇다. 하루 단 5분의 스트레칭이라도 매일 반복하다보면 습관이 된다. 일어나자마자 스트레칭을 하지 않으면 하루 종일 온몸이 찜찜하다거나, 집에 돌아올 때 20분 이상 걷지 않으면 뭔가 불편한 기분이 들지도 모른다. 이런 습관은 당신의 인생을 생기 있게 변화시키는 최고의 습관이 될 것이다.

1_라 이 프 스 타 일 에 꼭 맞 는 운 동 습 관 기 르 기

운동을 지속할 수 있는 가장 좋은 방법은 일상생활에서 짬짬이 운동하는 습관을 들이는 것이다. 그렇다면 당신의 일상생활이 어떻게 흘러가고 있는지, 언제 어느 때를 이용하여 운동하면 좋을지 살펴보자.

우리나라 일반적인 직장인의 하루를 생각해 보자. 아침 7시에 일어나 9시에 회사에 출근하고, 저녁 6시에 퇴근한다고 가정하자. 일주일에 2~3회 저녁약속이 있어서 친구들 만나서 밥도 먹고 간단히 술도 마신다. 귀가 시간은 대략 밤 10시 30분. 이런 생활에 익숙한 당신이라면 하루에 일정 시간을 빼서 운동하러 가기가 참 힘들다. 이런 생활

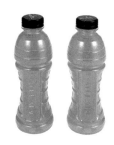

을 하는 당신에게 헬스클럽에서 운동하라고 한다면, 아마 1개월 동안 10일도 나가지 못할 것이다. 헬스클럽에 못 가는 것이 당신 잘못은 아니다. 몇 년 동안을 그런 삶에 익숙해져 그런 것일 뿐이다. 그럼 운동할 시간을 구체적으로 계산하기 위해 31세 직장 남성 K씨의 하루를 예로 들겠다.

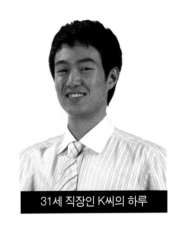

31세 직장인 K씨의 하루

PM 11 : 00
귀가

AM 7 : 00
기상

PM 7 : 30
퇴근 후 직장 동료들과
저녁식사, 술 한 잔

AM 7 : 40 아침식사 후 출근

PM 7 : 00
퇴근

AM 7 : 50
지하철(또는 버스)로 이동

AM 8 : 40 회사 도착

PM 1 : 00
오후 근무 시작

PM 12 : 00
점심식사

AM 8 : 50
커피 한 잔을
마신 후 오전
근무 시작

약간의 차이는 있겠지만, 아마 대부분의 20, 30대 직장인이 이런 라이프 스타일을 갖고 있을 것이다. 그럼 이런 하루 일과 중에서 짬짬이 운동을 할 수 있는 시간을 찾아보자.

K씨처럼 하루 5~20분 정도의 흘러가는 시간을 잡아라. 위의 시간표를 보면 하루 1시간은 충분히 운동할 수 있지 않은가? 따로 시간을 내지 않더라도 말이다. 학생, 프리랜서, 주부 등 직장인이 아니더라도 누구나 틈새 시간을 찾을 수 있을 것이다.

이제 '운동할 시간이 없어!' 라는 이야기는 접어두자. 눈을 뜨고 잠들 때까지 당신의 하루일과를 시간별로, 장소별로 나누고 단 5분이라도 운동할 틈새를 찾아내자. 시간에 대한 부담 없이, 스트레스 없이 운동할 수 있는 당신만의 새로운 습관을 만들 수 있을 것이다.

좋은 습관은 Up! 나쁜 습관은 Down!

습관에 대해 또 하나 중요한 것은 좋은 습관과 나쁜 습관을 구분하는 것이다. 도대체 '좋은' 것과 '나쁜' 것의 기준은 무엇인가? 바로 목표를 달성하는 데 도움이 되느냐 되지 않느냐에 달려 있다. 그렇다면 당신의 목표 달성을 방해할 수 있는 나쁜 습관 세 가지는 무엇일까?

예를 들어 L씨는 5kg을 빼고 싶어 한다. 그런데 L씨는 아침을 굶고, 크림과 설탕을 넣은 인스턴트커피를 하루에 세 잔 이상 마시고, 밤 9시가 넘어 과자, 과일 등을 먹는 습관이 있다. 이 모든 습관은 다이어트를 위해 반드시 끊어야 할 습관이다. 아침을 거르면 몸은 부족한 에너지를 보충하려 하고, 그 결과 L씨는 점심을 많이 먹게 된다. 또 L씨의 몸은 다음에도 에너지가 보충되지 않을 수 있다고 생각하고 몸으로 들어온 음식을 지방으로 저장해버린다. 지방으로 변하면 탄수화물이나 단백질로 저장할 때보다 더 오래 에너지를 보유할 수 있기 때문이다. 인스턴트커피를 마시는 습관도 좋지 않다. 크림과 커피를 넣은 인스턴트커피는 한 잔의 칼로리가 80kcal 이상이다. 3잔만 마셔도 밥 2/3 공기(약 350kcal)를 더 먹는 셈이 되기 때문이다. 또한 밤에 음식을 먹으면 잠들기 전까지 모두 소비되지 않기 때문에 고스란히 몸에 저장된다. 이 또한 반드시 끊어야 할 습관이다.

L씨에게 필요한 좋은 습관 3가지는 첫째, 아침식사를 하는 것이다. 둘째, 커피 대신 물을 마시는 습관이다. 셋째, TV를 보면서 스트레칭을 하는 습관은 밤에 음식을 먹는 습관을 대신할 수 있다. 몸을 계속 움직이기 위해서는 음식을 먹으려야 먹을 수 없을 것이다. 또 스트레칭으로 군살도 쏙 빠지고 피로도 풀 수 있으니 일석삼조의 효과가 있다.

우리가 나쁜 습관을 쉽게 버리지 못하는 이유 중 하나는 하지 말아야 할 일에 관심을 갖기 때문이다. 먹지 말아야 할 음식 생각을 하고, 마셔선 안 될 술을 마시고. 이럴 때는 나쁜 습관을 몰아낼 수 있는 좋은 습관을 많이 떠올려라. 좋은 습관이 나쁜 습관을 대신할 수 있을 것이다.

NOTE ;

당신의 목표 달성을 위한 좋은 습관 3가지는 무엇이 있을까?

(3가지를 적어보자)

① _____

② _____

③ _____

어 두 운   옛 날 이 여   안 녕 ,
눈 부 신   미 래 를   위 한   제 안

- 변신을 결심한다.
- 변신하고 싶은 절실한 이유를 정의한다.
- 생각만 해도 기분이 좋아지는 변화 후 당신의 모습을 상상한다.
- 진짜로 실천 가능한 목표를 세운다.
- 쓰면 이루어진다! 운동을 해야 할 이유, 목표를 글로 쓴다.
- 운동 진행 상황을 일지로 남긴다.
- 하루일과 중 틈새시간을 찾아 그 시간에 운동하는 습관을
  들인다.
- 목표 달성에 방해가 되는 습관 / 도움이 되는 습관 각각
  3가지를 찾아서 기록한다.

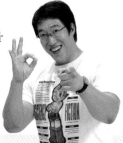

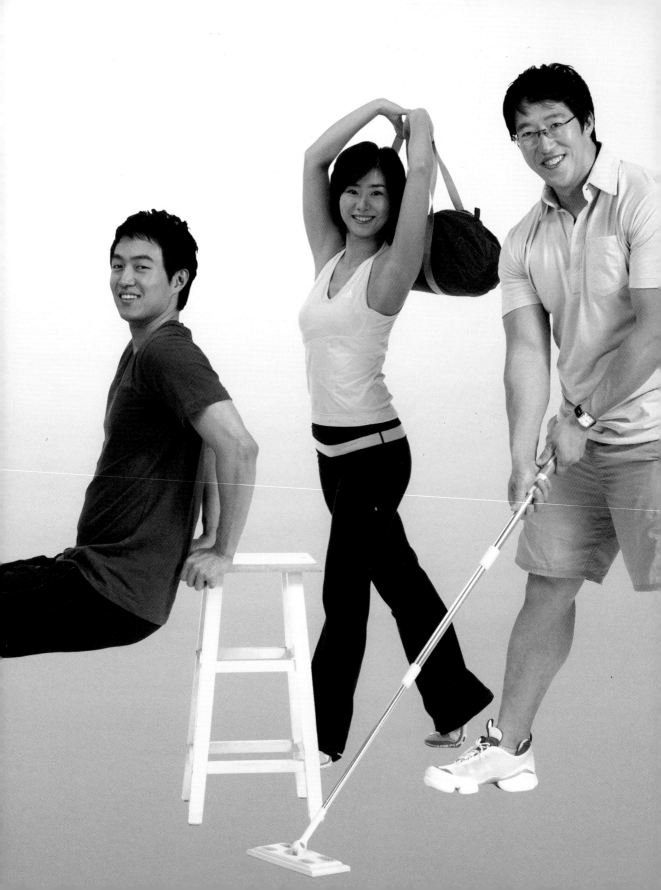

생활 속 운동

라이프 스타일 피트니스의 시작

이기대, 개인사업가(50대, 남) 〉〉〉 예전에는 주로 등산, 조깅 등 유산소 운동을 했다. 건강은 나쁘지 않았지만 50대에 접어들면서 몸의 근육이 줄고 배도 나오기 시작해 남모를 고민이 많았다. 중년이 되어도 몸 좋다는 소리를 듣고 싶어 호텔 피트니스 클럽에서 정주호 트레이너에게 운동을 배웠다. 맨손체조부터 아령운동까지 생활 속에서 하는 근력운동은 초보자인 나도 쉽게 따라할 수 있었다. 무엇보다 운동효과가 좋아서 한두 달 후에 가슴이나 배 근육이 눈에 보일 정도로 뚜렷해지는 것이 놀라웠다. 구부정했던 자세도 곧게 펴져서 요즘에는 젊어 보이는 50대라는 칭찬을 자주 듣는다. 나이는 숫자에 불과한 것! 이 책의 프로그램대로 따라하다 보면 20대부터 40, 50대까지 누구나 탄탄하고 활기찬 몸을 만들 수 있을 것이다.

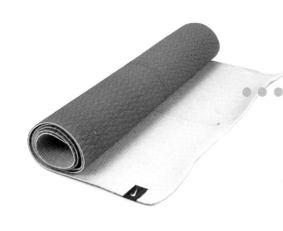

당신이 가는 곳,
어느 곳이나 헬스클럽이다!

라이프 스타일
피트니스의 시작

[1. 생활 속 운동, 라이프 스타일 피트니스란?]

우리는 앞에서 습관에 대한 이야기를 했다. 경영 컨설턴트이자 자기계발 전문가인 브라이언 트레이시는 새로운 습관을 만들기 위해 세 가지 조건이 필요하다고 한다. 첫째는 자극, 둘째는 행동, 셋째는 결과다. 우선 우리의 생각이나 느낌을 자극하는 일이 일어난다. 그 다음 자극에 대한 반응으로 어떠한 행동을 취하고, 마지막으로 행동이 어떠한 결과로 이어진다. 그때 우리는 결과에 대한 느낌을 가지고 평가를 한다. 이 과정을 충분히 자주 반복하면 새로운 습관이 생기는 것이다. 라이프 스타일 피트니스는 바쁜 현대인들이 자신을 사랑하고 건강한 삶을 누릴 수 있도록 도와주는 운동이다. 운동은 해야 하는데 무엇부터 시작해야 할지 잘 모르는 초보자, 도저히 운동할 시간이 안 나는 직장인, 운동을 해도 쉽게 싫증을 느끼고 포기하는 작심삼일형 사람까지 누구나 습관처럼 운동할 수 있도록 고안된 것이 바로 이 프로그램이다.

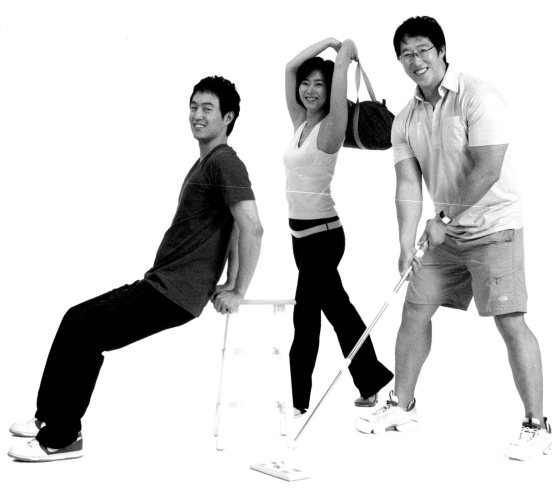

1_라이프 스타일 피트니스의 4가지 특징

하나 언제 어디서나 할 수 있는 시간 절약형 운동

라이프 스타일 피트니스를 하기 위해서 헬스클럽이나 운동센터 등에 갈 필요가 없다. 주변을 보면 퇴근 후 운동을 하기 위해 30분을 이동하고, 1시간 운동한 후, 다시 30분을 움직여 집으로 가는 사람들이 많다. 운동을 위해 2시간을 투자하는 것도 좋지만, 빠듯한 하루에서 2시간을 내는 것은 어려운 일이다. 그러나 라이프 스타일 피트니스는 집, 학교, 회사, 심지어 지하철이나 거리에서도 운동하는 것이다. 몸을 움직일 공간만 있으면 된다.

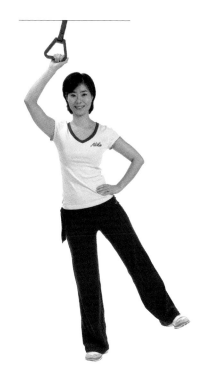

라이프 스타일 피트니스는 짧은 시간에 할 수 있는 운동으로 구성돼 있다. 운동하는 데 걸리는 시간은 최소 10초부터 최대 20분! 몇 분만 내면 운동할 수 있기 때문에 아침에 일어나서부터 잠들 때까지 짬짬이 몸만들기가 가능하다. 특히 1분 라이프 스타일 피트니스는 회사, 거리, 버스나 지하철, 집에서 TV 보면서 할 수 있는 '생활 속의 운동'이다. 지하철을 탔을 때, 가만히 앉아 있지 않고 팔 다리를 조금만 색다르게 움직이면 그것이 바로 운동이 된다. TV를 볼 때도 마찬가지다. 눈으로는 화면을 보면서 다리를 들었다 놓으면 헬스클럽에서 하는 운동과 똑같은 효과를 볼 수 있다. 아무 생각 없이 흘러가는 시간을 잡아 아름답고 건강한 몸을 만드는 것, 라이프 스타일 피트니스는 시간 절약형 운동이다.

둘 초보자도 부담 없는 쉬운 운동

　라이프 스타일 피트니스는 운동 초보자도 부담 없이 따라할 수 있는 쉬운 운동이다. 초보자일수록 쉬운 운동으로 긍정적인 이미지를 가지는 것이 중요한데, 주변을 보면 1개월 만에 7~10kg을 빼겠다, 2주 만에 배에 王자를 그리겠다고 무턱대고 어려운 동작의 운동을 시작하는 사람들이 있다. 처음부터 어려운 동작을 하면 몸이 적응하기도 힘들고, 잘못하면 다칠 수도 있다. 문제는 그 다음부터 '운동을 하면 몸만 아프고 힘들다!' 고 느껴서 운동을 싫어하게 된다는 것이다. 그러므로 운동을 시작할 때는 몸의 운동 수준에 맞는 쉬운 운동으로 적응하는 단계가 필요하다.

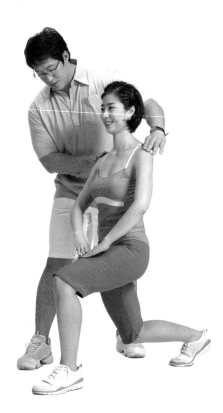

　10분 라이프 스타일 스트레칭은 어깨부터 허리, 골반, 다리, 종아리까지 전신을 시원하게 이완하는 간단한 동작으로 구성돼 있다. 운동은 숨쉬기 운동만 한다는 사람도 쉽게 따라할 수 있다.

　20분 라이프 스타일 피트니스는 탄탄하고 늘씬한 몸을 만드는 가벼운 근력 운동이다. 몸만들기를 위해 무겁고 힘든 기계나 바벨을 들 필요는 없다. 자신의 몸무게, 가벼운 아령, 페트병, 쿠션 등 주변 소품으로 팔, 배, 허벅지 등 가장 다루기 힘든 부분을 효과적으로 자극하고 단련할 수 있다.

　1분 라이프 스타일 피트니스는 그 중 가장 쉬운 운동 프로그램. 지하철 손잡이를 잡을 때, 허리를 바로 세우고 팔에 힘을 주고 발꿈치를 살짝 들어보자. 이것만으로도 팔의 이두박근을 단단하게, 종아리를 탄탄하게 만들 수 있다.

셋 하면 할수록 즐겁고 재미있는 운동

즐겁고 재미있게 운동하는 것은 라이프 스타일 피트니스의 가장 큰 목표다. 아무리 건강에 좋다고 해도 재미가 없다면 하고 싶은 생각이 싹 사라지지 않는가? '내일도 또 하고 싶다!' 라는 생각이 들어야 꾸준히 할 수 있고, 몸도 좋아질 수 있을 것이다.

이 프로그램으로 얻을 수 있는 재미는 두 가지다. 일단 라이프 스타일 피트니스의 동작은 그 자체로 재미있고, 즐길 수 있으며 때론 웃긴다. 스트레칭을 하면서 새우등을 만들고, 런웨이를 걷는 슈퍼모델처럼 자세를 바로잡고, 슈퍼맨이 날아가는 자세로 운동해 보라. 상상만 해도 피식피식 웃음이 나지 않는가? 스쿼트 동작을 하면서 발차기를 하고, 뱃살 따위 필요 없다고 외치다보면 운동하는 재미에 푹 빠질 것이다.

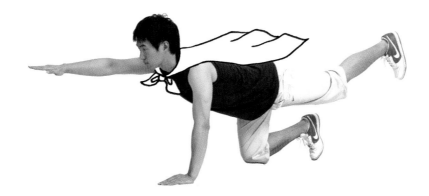

그리고 또 하나, 이 프로그램을 통해 운동의 묘미를 깨닫게 된다. 운동을 잘 하지 않는 사람들의 공통적인 특징을 보면, 운동을 지루하고 재미없는 것으로 생각한다. 몸 움직이는 것을 싫어해서 아예 시작도 하지 않거나, 필요성은 느끼지만 귀찮고 힘들어서 곧 포기하고 만다. 어깨와 등이 납덩이처럼 무거울 때 단 1분만 스트레칭 하면 얼마나 가뿐해지는지 느껴본 적이 있는가? 운동을 할수록 팔 다리가 탄탄하게 변해가는 재미를 아는가? 매일 하고 싶은 라이프 스타일 피트니스를 통해 운동이 재미있고, 몸 움직이는 일은 절대 고역이 아니라는 것을 깨닫길 바란다.

넷 통증을 없애고 스트레스 해소에 효과적인 운동

10분 라이프 스타일 스트레칭은 눈코 뜰 새 없이 바쁘고, 스트레스에 고통 받는 사람들의 몸을 건강하게 만든다. 프로그램은 머리부터 발끝까지 긴장된 근육을 부드럽게 만들고 어깨, 허리 등 관절의 통증을 예방, 없애는 동작으로 구성돼 있다. 일주일에 3, 4번만 해도 몸이 훨씬 가볍고 편안해질 것이다. 스트레스를 푸는 데도 좋다.

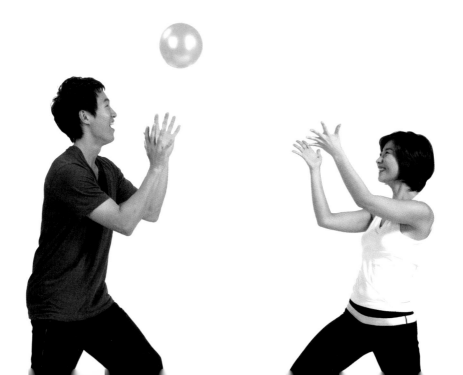

20분 라이프 스타일 피트니스는 본격적으로 근육을 키우는 운동이다. 여자든 남자든 근육 없는 펑퍼짐한 몸매는 더 이상 인기가 없지 않은가? 이 프로그램은 크고 두꺼운 근육을 만들기 위한 것은 아니다. 대신 길고 탄탄한 근육, 옷맵시가 살아나는 탄력 있는 몸매를 만들어준다. 비결은 페트병, 쿠션, 자신의 몸무게 등 가벼운 중량으로 10~20회 여러 번 움직이기 때문이다. 적당한 무게로 반복하여 근육에 자극을 주면 근육량은 늘어나고 지방은 줄어들어 늘씬한 몸을 만들 수 있다.

1분 라이프 스타일 피트니스는 상황별로 스트레칭과 몸만들기 효과를 모두 볼 수 있다. 일단 틈틈이 몸을 움직여서 근육을 부드럽게 하여 스트레칭의 효과가 있다. 또 스트레칭 동작으로 조금만 바꿔 강도를 높이면 근육도 단련할 수 있다. 또 쉽고 간단하기 때문에 외우기 쉽고, 그래서 더욱 효과적이기도 하다. 나의 라이프 스타일에 맞는 한두 가지 운동을 외워 생각 날 때마다 할 수 있기 때문에, 오랜 기간 꾸준히 지속할 수 있는 장점이 있다. 간단한 운동 하나라도 꾸준히 하는 것이 운동 효과를 보는 최고의 방법이라는 것을 명심하자.

'하루 10분 운동으로 건강하고 아름다운 몸은 물론, 에너지 넘치는 생활을 할 수 있다.' 라이프 스타일 피트니스가 당신에게 주는 긍정적인 변화를 온몸으로 느껴보라. 연예인 부럽지 않은 근사한 몸매, 무슨 일이든 거뜬히 해낼 수 있는 체력, 스트레스도 이겨낼 수 있는 건강한 정신. 라이프 스타일 피트니스로 당신은 건강하고 건전한 생활을 누릴 수 있고, 삶의 태도까지 긍정적으로 바꿀 수 있을 것이다. 이것이 바로 내가 생각하는 중요한 삶의 가치다. 더욱 열정적이고 성공적이며 행복한 삶. 이제 당신이 누릴 차례다.

[2. 라이프 스타일 피트니스의 구성, 준비물]

운동을 시작하기 전, 라이프 스타일 피트니스 프로그램 구성을 살펴보자. 또 신나고 즐거운 운동을 위해 어떤 준비물이 필요한지 알아보자.

1_10분 라이프 스타일 스트레칭

머리부터 발끝까지 온몸을 상쾌하게 만드는 스트레칭 프로그램이다. 한 동작마다 약 20초씩 실시한다. 스트레칭 효과를 최고로 끌어올리기 위해서는 약간의 상상력이 필요하다. 머릿속으로 근육 하나하나가 길게 늘어나고, 몸의 각 부분이 부드럽게 변하고, 피로와 긴장이 스르륵 녹는다고 상상한다. 구체적인 이미지를 떠올려도 좋다. 또 동작 하나하나에 집중해야 단 30초를 해도 효과를 볼 수 있다.

▶ **운동 동작 개수** : 17개
▶ **소요 시간** : 약 10분
▶ **운동 횟수** : 1주일에 3~4회. 그러나 많이 할수록 좋고, 한두 동작만 틈틈이 해도 좋다.
▶ **준비물** : 없다! 두 팔과 다리를 자유롭게 움직일 수 있는 복장이면 충분하다.

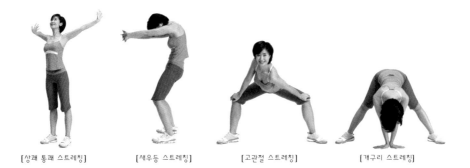

[상쾌 통쾌 스트레칭]　　[새우등 스트레칭]　　[고관절 스트레칭]　　[개구리 스트레칭]

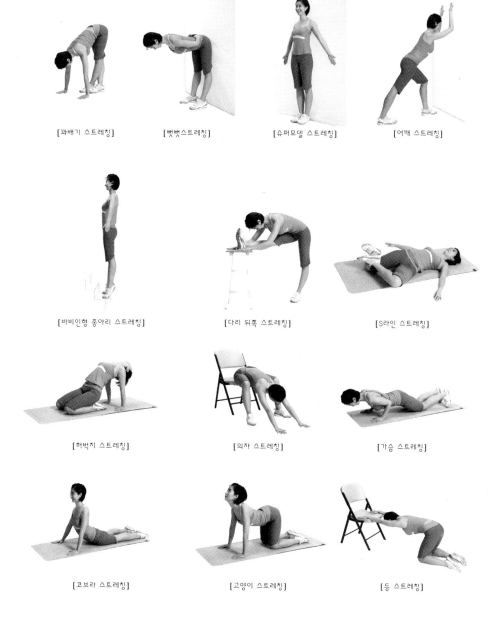

[꽈배기 스트레칭]   [뻣뻣스트레칭]   [슈퍼모델 스트레칭]   [어깨 스트레칭]

[바비인형 종아리 스트레칭]   [다리 뒤쪽 스트레칭]   [S라인 스트레칭]

[허벅지 스트레칭]   [의자 스트레칭]   [가슴 스트레칭]

[코브라 스트레칭]   [고양이 스트레칭]   [등 스트레칭]

2 _ 20분 라이프 스타일 피트니스

    가벼운 근력운동이다. 길고 탄탄한 근육, 옷맵시가 살아나는 탄력 있는 몸매를 만들어준다. 한 동작마다 10~20회를 반복한다. 근력운동을 할 때도 상상력과 집중이 필요하다. 팔의 뒤쪽 삼두박근 운동을 할 때는 팔 뒤쪽에 신경을 집중하고, 근육의 움직임을 느낀다. 잘못된 자세로 운동하면 운동 효과를 볼 수 없으므로 정확하게 움직인다.

▶ **운동 동작 개수** : 20개   ▶ **소요 시간** : 약 20분

▶ **운동 횟수** : 1주일에 3~4회. 한두 동작만 틈틈이 해도 좋다.

▶ **준비물** : 움직이기 편한 복장, 손에 쥘 수 있는 물 채운 페트병(또는 아령), 쿠션(또는 베개, 짐볼), 고무공(또는 축구공, 배구공)

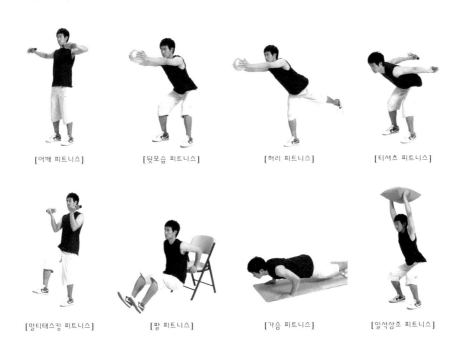

[어깨 피트니스]   [뒷모습 피트니스]   [허리 피트니스]   [티셔츠 피트니스]

[멀티태스킹 피트니스]   [팔 피트니스]   [가슴 피트니스]   [일석삼조 피트니스]

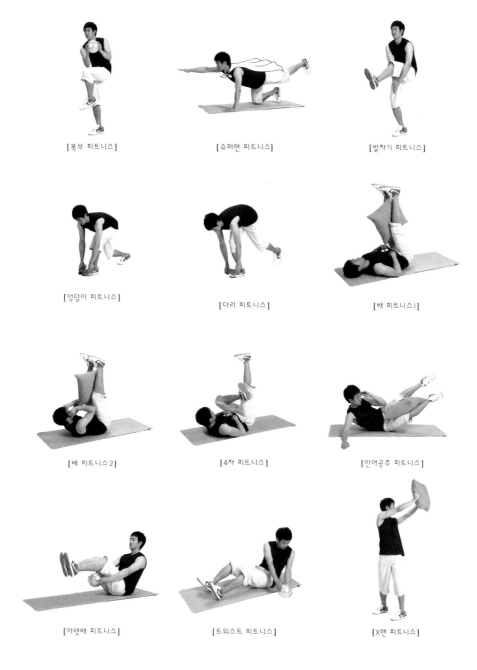

[복부 피트니스] [슈퍼맨 피트니스] [발차기 피트니스]

[엉덩이 피트니스] [다리 피트니스] [배 피트니스 1]

[배 피트니스 2] [4자 피트니스] [인어공주 피트니스]

[아랫배 피트니스] [트위스트 피트니스] [X맨 피트니스]

3 _ 1분 라이프 스타일 피트니스

1분 라이프 스타일 피트니스는 따로 시간을 내지 않고 일상생활의 움직임을 운동으로 바꾸는 프로그램이다. 회사에서 일할 때 가만히 있는 다리를 움직여 다리운동을 한다거나, 지하철이나 버스를 탈 때 손잡이를 잡는 방법을 바꿔서 팔운동을 할 수 있다. 우리 주변의 친숙한 공간에서 몇 가지 물건과 지형지물을 이용해 보자. 헬스클럽에서 운동하는 것과 똑같은 운동 효과를 볼 수 있다.

1 • 사무실 운동

의자에 앉아서, 복사기 앞에서, 테이블을 이용해서 스트레스를 싹 날려버릴 수 있다. 근무를 하면서, 회의를 하면서, 동료들과 커피를 마시면서 자연스럽게 운동할 수 있는 동작을 알려준다.

2 • 지하철, 버스 운동

직장인 60%의 이동수단인 지하철과 버스. 음악을 듣거나 책을 보는 것도 좋지만 이 시간을 활용한다면 하루 30~40분은 충분히 운동할 수 있다. 다른 사람들의 시선을 끌지 않으면서 효과적으로 운동할 수 있는 방법을 배워보자.

3 • 차 안 운동

자동차 운전 때문에 생기는 피로함도 무시할 수 없다. 정지된 자세로 온몸의 신경을 집중하기 때문이다. 핸들을 이용하여 어깨와 허리를 편안하게 이완할 수 있다. 신호대기 중일 때, 특히 차가 막혀 스트레스 받을 때 복식호흡을 하며 스트레칭을 해보자.

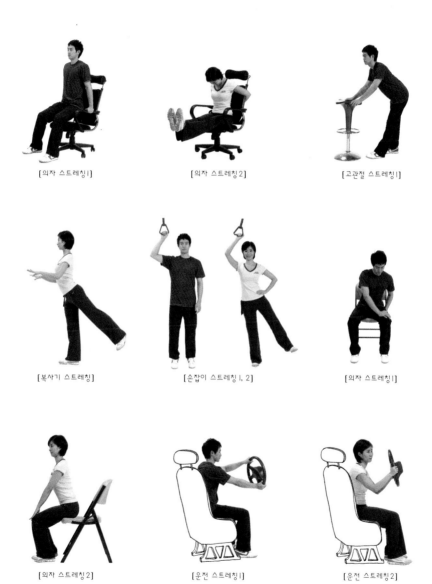

[의자 스트레칭1]　　　　　[의자 스트레칭2]　　　　　[고관절 스트레칭1]

[복사기 스트레칭]　　　　　[손잡이 스트레칭1, 2]　　　　　[의자 스트레칭1]

[의자 스트레칭2]　　　　　[운전 스트레칭1]　　　　　[운전 스트레칭2]

4 • 길거리 운동

거리를 걷는 것도 운동이 된다는 사실을 아는가? 횡단보도 신호를 기다리거나 버스, 지하철을 기다릴 때 다리 스트레칭을 할 수 있다. 또 가방을 이용해서 팔 앞쪽, 뒤쪽 근육을 탄탄하게 단련한다.

5 • TV 앞 운동

TV를 볼 때 바닥에 눕거나, 소파에 푹 파묻혀 있다면 지금 당장 몸을 일으켜보자. 눈으로는 TV를 보고, 팔과 다리로는 운동을 할 수 있기 때문이다. 하루 20분 정도씩 충분히 운동할 시간이 생길 것이다. 소파를 활용해 탄력 있는 다리, 멋진 팔 근육을 만들어보자.

6 • 통화 중 운동

저녁시간, 집으로 돌아와 친구 또는 연인과 긴 통화를 하는 사람이 많다. 이 시간을 활용해 편안하고 재미있게 운동할 수 있는 방법은 없을까? 하루 종일 피곤했던 다리의 피로를 풀고, 또 미끈한 허리선을 다듬는 운동을 소개한다.

7 • 청소 중 운동

서서 청소기를 밀고, 엎드려서 방을 훔치고. 청소도 운동만큼 움직임이 많고 칼로리 소비가 많은 활동이다. 그렇다면 청소와 운동을 하나로 합칠 수 없을까? 청소기로 바닥 청소를 하면서, 걸레질을 하면서 집도 깨끗하게, 몸도 건강하게 만드는 일석이조의 방법이다.

8 • 카트를 이용한 운동

대형마트에서 장을 보면서 운동하는 완전히 새로운 아이디어! 카트로 놀 수 있는 건 아이들뿐만이 아니다. 카트 손잡이를 어떻게 쥐고, 어떻게 밀고 당기느냐에 따라 재미있게 팔과 허리 근육을 단련할 수 있다. 아이가 있다면 유모차로 따라 해도 좋다.

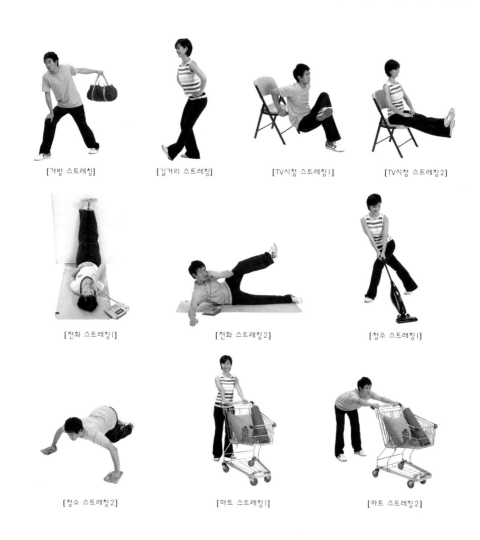

[가방 스트레칭]   [길거리 스트레칭]   [TV시청 스트레칭1]   [TV시청 스트레칭2]

[전화 스트레칭1]   [전화 스트레칭2]   [청소 스트레칭1]

[청소 스트레칭2]   [마트 스트레칭1]   [마트 스트레칭2]

4 _ 운 동 전 준 비 물

01 페트병 ▶ 두 손에 쥘 수 있는 크기의 페트병 2개에 물을 채우자. 아령 대신 사용할 수 있다. 자신의 아령이 있다면 활용하라.

아령 무게를 선택하는 한 가지 팁을 알려주겠다. 일반적으로 여성은 1~1.5kg, 남성은 3~5kg 정도를 추천한다. 아령 고르는 법에 익숙하지 않은 여성들은 3kg 아령을 기준으로 고른다. 3kg 아령을 들고 날갯짓을 하듯 두 팔을 어깨 넓이로 올린다. 5번 했다면 1kg, 10번 이하로 했다면 2kg, 10번 이상으로 했다면 3kg이 적당하다.

02 쿠션 ▶ 근력운동을 할 때 두 손으로 들거나 두 발에 끼워서 사용한다. 팔과 다리를 안정적으로 들고 내리도록 도와준다. 집에 있는 쿠션이나 베개는 무엇이든 좋다. 운동할 때 쓰는 큰 공인 짐볼이 있다면 더욱 좋다.

03 운동용 매트 ▶ 앉거나 누워서 운동을 할 때 베기지 않도록 바닥에 깐다. 요가매트가 있으면 좋고, 없다면 얇은 이불이나 요, 수건도 좋다. 단 너무 두꺼운 이불을 깔면 허리가 곧게 펴지지 않으므로 주의한다.

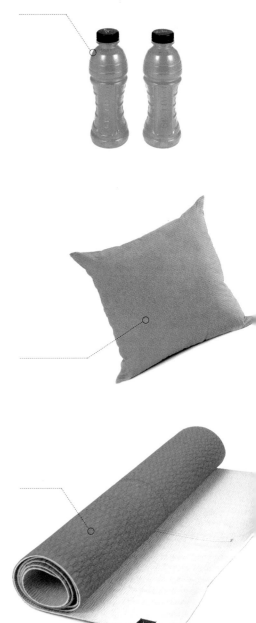

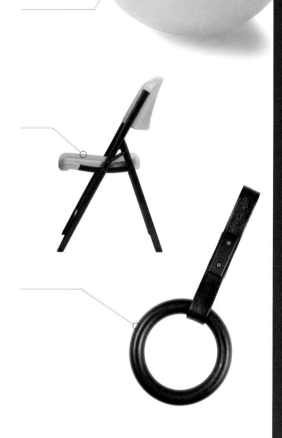

04 고무공 ▶ 집에 있는 공으로 탄탄한 복
근을 만들 수 있다. 한 손에 쥘 수 있는 고
무공, 또는 축구공, 배구공을 준비하자. 자
녀나 조카, 동네 아이들의 공을 잠시 빌려
도 좋겠다. 볼링공과 흡사한 전문 운동기
구인 피트니스 볼이 있으면 더 좋다.

05 의자와 쇼파 ▶ 집, 사무실에 있는 의자
와 소파로도 운동할 수 있다. 의자는 팔걸
이가 있으면 좋다. 이 책에서 소개하는 앉
아서 하는 운동을 모두 할 수 있다.

06 지하철 · 버스 손잡이 ▶ 지하철, 버스
손잡이는 일상에서 팔을 단단하게 만드는
최고의 운동기구! 손잡이를 아래로 당기면
서 잡으면 팔을 단련하는 데 효과적이다.
동시에 다리를 들면서 허리와 다리를 강화
할 수 있다.

07 가방 ▶ 가방으로 섹시하고 탄탄한 팔
을 만들 수 있다는 것을 아는가? 거리를 걸
으면서 가방 쥐는 법을 살짝만 바꾸자. 아
령 대신 쓸 수 있다.

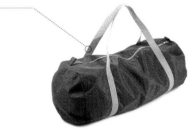

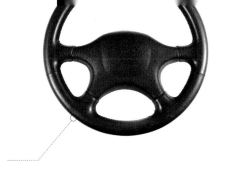

08 차 핸들 ▶ 운전 중에 핸들을 활용해 보자. 어깨를 스트레칭하고 허리의 긴장을 풀 수 있다.

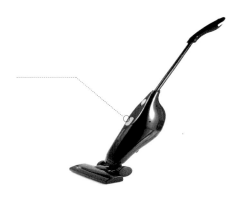

09 청소기와 걸레 ▶ 바닥 청소를 하면서 옆구리, 복부 운동을 해보자. 청소기도 좋고 밀대형 걸레도 좋다. 걸레가 있으면 복부에 王자를 새기는 운동도 가능하다.

10 쇼핑카트 ▶ 백화점이나 대형마트에 갔을 때, 카트를 운동기구로 써보자. 아이가 있다면 유모차로도 똑같은 운동을 할 수 있다.

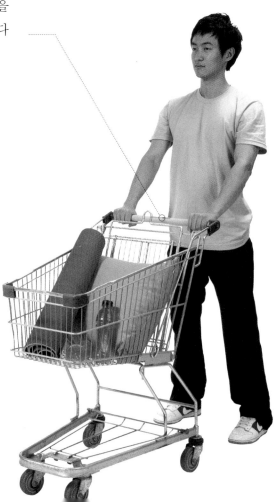

3. 운동에 대해 궁금한 모든 것, Big Joe가 해결한다

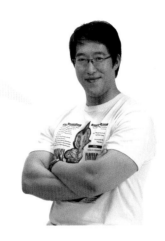

라이프 스타일 피트니스와 다이어트의 관계, 뱃살을 빼는 가장 좋은 방법, 운동하기 가장 좋은 시간 등 운동에 대해 평소 궁금했던 모든 것을 Big Joe 정주호가 시원하게 해결해드립니다.

1_ 라이프 스타일 피트니스로 어떤 효과를 볼 수 있을까요?

라이프 스타일 피트니스는 근육의 긴장을 풀고, 비틀어진 관절을 바로 잡아줍니다. 또 자신의 몸무게와 간단한 도구를 이용하여 근육도 키울 수 있습니다. 그래서 마른 사람들은 근육을 키워 탄탄한 몸을 만들 수 있고, 뚱뚱한 사람들은 지방을 연소해 날씬한 몸을 가꿀 수 있습니다. 저는 프로그램을 통해 '운동은 부담스럽지도, 어렵지도 않다'는 것을 알고 싶습니다. 운동을 마냥 귀찮다, 힘들다고 생각한 사람이라도 이 프로그램을 통해 운동은 별로 어려운 것이 아니며, 내 몸에 얼마나 큰 혜택을 가져다주는지 알아차리는 것, 그것이 바로 이 프로그램을 만들게 된 배경입니다.

2_ 이 책에서 알려주는 라이프 스타일 피트니스로 살을 뺄 수 있나요?

네, 가능합니다. 피트니스의 본토인 미국 등의 선진국에서는 자신의 몸무게나 주변의 간단한 생활소품을 활용하여 운동하는 것이 유행입니다. 헬스클럽에 갈 필요 없이 자신의 생활공간에서 쉽고 편리하게 건강하고 멋진 몸을 만들고 살도 뺄 수 있습니다.

살을 빼고 싶다면 일주일에 3~4회 라이프 스타일 피트니스를 실시하십시오. 먼저 20분 라이프 스타일 피트니스를 한 후, 그 다음은 10분 라이프 스타일 스트레칭을 합니다. 동작과 동작 중간에 쉬지 말고 연속적으로 하는 것이 가장 중요합니다. 30분을 움직이면 몸에서 열이 나고 약간 숨이 찰 정도가 되는데, 이때가 최대 심박수의 70%에 도달했을 때입니다. 최대 심박수의 70%로 운동할 때 지방이 가장 잘 연소되고 살도 잘 빠지죠.

운동 중에 10초 이상 쉬면 심박수가 정상으로 되돌아옵니다. 그러면 지방 연소효과가 떨어지기 때문에 동작과 동작 사이에 멈추지 않는 것이 중요합니다.

Bonus 심박수 : 1분간 심장이 뛰는 숫자를 말하는데, 1분간 심장이 얼마나 뛰느냐에 따라 운동의 강도를 측정할 수 있습니다. 심장이 가장 많이 뛰는 때를 최대심박수라고 합니다.

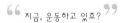

" 지금, 운동하고 있죠? "

3 _ 저는 살을 빼고 싶어요. 뛰는 것보다 걷는 것이 낫나요?

뛰기와 걷기 둘 다 체중감량에 효과적인 운동입니다. 체중감량은 유산소 운동 최소 20분 이후에 나타나는 지방연소 작용에 의해 결정됩니다. 그러므로 20분 이상 지속할 수 있는 운동이라면 걷기든 달리기든 좋습니다. 체력이 좋아서 20분 이상 달릴 수 있다면 달리기, 걷는 것으로 충분하다면 걷기를 선택하면 되죠.

뛰기나 달리기 이외에도 자전거타기 등 같은 강도로 유산소 운동을 40분~1시간 실시한다면 무엇이든 좋은 효과를 얻을 수 있습니다. 자신이 가장 좋아하는 운동을 선택하는 것이 오랜 시간 꾸준히 운동할 수 있는 방법입니다.

4 - 뱃살을 빼는 가장 좋은 방법은 무엇일까요?

몸 전체의 체지방 양을 줄여야 뱃살도 빠지는 법이죠. 배, 옆구리, 허벅지 등 곳곳에 숨은 지방은 그 부위를 운동한다고 해서 없어지지 않습니다. 윗몸일으키기를 열심히 하면 복근이 단련되어 탄탄해지는 효과는 있지만 지방이 빠지지는 않습니다. 일단 주 3회의 유산소 운동 30~40분으로 지방을 연소하는 것이 가장 중요합니다. 그리고 근육의 피로를 풀고 근력을 키우기 위해 생활 속 운동을 30분씩 일주일에 3~4회 실시합니다.

체지방을 줄이기 위해서는 식습관도 중요합니다. 하루에 먹는 음식의 비율을 조절하여 아침에 40%, 점심에 35%, 저녁에 25%를 드세요. 활동량이 적은 밤에 불필요한 에너지가 몸에 축적되지 않도록 합니다. 그리고 한 끼 식사 구성은 단백질 40%, 야채 등의 섬유소 35%, 탄수화물 25%로 합니다. 이 방법은 단백질을 많이 먹어 몸의 근육량을 늘여서 지방의 연소를 돕습니다. 또 탄수화물을 적게 먹으면 우리 몸은 지방을 태워 에너지를 생산하지요. 섬유소는 포만감을 유발해 밥을 적게 먹어도 든든함을 느끼게 하고, 혈액 속의 지방량을 낮추는 역할을 합니다. 이것은 10여 년간 전문 트레이너로 활동하면서 검증한 가장 효과 좋은 프로그램과 식단입니다.

5 - 다리를 탄탄하고 날씬하게 만들고 싶어요. 걷기와 자전거 타기 중에는 어떤 것이 더 좋나요?

다리 운동으로는 걷기를 더 추천합니다. 왜냐하면 자전거는 한 방향으로 계속 다리를 움직이므로 허벅지 앞 근육 등 특정한 부분만 단련됩니다. 그러나 걸을 때는 다리의 모든 근육을 사용하기 때문에 균형 잡힌 다리를 만들 수 있습니다. 러닝머신보다는 야외에서 여러 지형 위를 걷는 것이 좋습니다. 평지 걷기, 내리막 걷기, 경사로 걷기, 계단 오르내리기, 산 걷기, 앞으로 걷기, 옆으로 걷기, 뒤로 걷기 등을 통해 다리의 앞, 옆, 뒤를 골고루 탄력 있고 날씬하게 만들 수 있습니다.

6 – 유산소 운동은 1주일에 몇 번이나 해야 할까요?

일반적으로 일주일에 3회가 적당합니다. 그러나 빼고 싶은 몸무게가 어느 정도인지, 목표로 한 기간에 따라 횟수가 조금씩 달라집니다. 몸무게를 빨리 감량해야 한다면 이틀에 1회꼴로 주 4회 하는 것을 추천합니다. 매일 운동한다면 몸에 무리가 되고 관절도 나빠질 수 있으니까요.

> 무산소운동과 유산소운동을
> 함께 하는 것이 좋아요!

7 _ 지방을 태우려면 30분 이상
운동해야 한다는데 사실인가요?

네, 맞습니다. 왜냐하면 우리 몸에서 에너지원으로 사용되는 것은 탄수화물→지방→단백질의 순서이기 때문이죠. 살을 빼려면 지방을 연소시켜야 하고, 이를 위해서는 현재 몸속에 있는 탄수화물을 다 써버려야 합니다. 그래서 20~30분 운동으로 탄수화물을 소비한 후, 그 다음 하는 운동이 진짜 지방을 연소시키는 역할을 합니다. 헬스클럽에서도 웨이트 트레이닝 같은 무산소 운동 후 유산소 운동을 하라고 지도하죠? 일단 무산소 운동으로 탄수화물을 소비한 후 유산소 운동을 해야 지방을 태울 수 있기 때문입니다.

8 _ 운동하기 가장 좋은 시간은 언제인가요?

체중감량에 가장 효과 좋은 시간은 아침입니다. 일어나자마자 식사 전에 운동하세요. 충분한 수면 후 에너지가 가득한 아침에는 신진대사가 활발하기 때문에 운동 효과가 좋습니다. 아침엔 피부, 간 등에 축적된 불필요한 지방이 연소돼 에너지원으로 사용됩니다. 그래서 비만, 지방간, 고지혈증 환자에게 좋습니다. 또 기분을 좋게 하는 아드레날린 분비가 왕성해 하루를 상쾌하게 시작할 수 있죠. 운동 후 아침 식사는 근육을 만드는 데 꼭 필요하므로 푸짐하게 먹어도 좋습니다. 우리가 아침에 먹은 음식의 칼로리는 낮 동안의 활동으로 모두 소비되므로, 아침을 많이 먹는다고 살이 찌지는 않으니 안심해도 됩니다.

그렇다면 오후나 밤에 하는 운동은 효과가 없는 걸까요? 그건 아닙니다. 저녁 7시 이후에는 부신피질 호르몬과 갑상선 호르몬이 분비돼 신진대사가 좋아집니다. 저녁 운동은 하루의 스트레스를 해소해 불면, 변비, 설사, 소화불량 증상을 완화하는 효과도 있죠. 아침과 비교해서는 운동 효과가 덜하지만 아예 하지 않는 것보다는 100배 좋다는 사실을 잊지 마세요.

9 _ 음식을 먹고 운동을 하면 안 좋나요?

식사 후 대략 1~2시간 후 섭취한 음식의 칼로리가 모두 소비될 때쯤이 좋습니다. 음식을 먹은 직후 산책 등의 가벼운 운동은 소화활동을 돕지만, 과격한 운동은 소화기관에 무리가 되죠. 또한 음식에서 나오는 섭취한 칼로리만 소비되기 때문에 지방을 연소시킬 수 없습니다.

그러나 허기가 질 정도로 굶은 다음 운동하는 것은 운동 효율을 떨어뜨리기 때문에 좋지 않습니다. 빵, 바나나 등 간단한 탄수화물을 먹고 시작하세요.

운동한 다음에는 어떨까요? 운동에 도움이 안 될 거라고 생각하기 쉽지만 오히려 운동 후의 음식은 근육을 키우는 데 훌륭한 역할을 합니다. 운동 이후에 당신의 몸은 탄수화물과 단백질을 필요로 합니다. 탄수화물에서 얻은 당분은 일반적으로 혈류로 흡수되거나 몸의 에너지를 내는 연료로 쓰이고, 단백질은 바로 근육을 구성하게 됩니다. 운동 후에는 곡물빵이나 현미밥 등 가공이 덜 된 좋은 탄수화물과 기름기 없는 살코기, 저지방 우유 등 단백질이 좋습니다. 단백질도 음식에 따라 영양가의 정도가 다른데, 생선 > 닭고기, 계란 흰자 > 쇠고기의 순서로 먹는 것을 권합니다.

10 _ 물을 마시고 운동을 하면 안 되나요?

아니요. 오히려 운동하는 중간 중간에 물을 마셔서 근육에 수분을 보충해야 합니다.

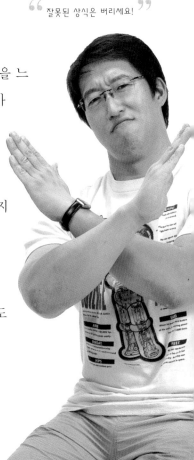

" 잘못된 상식은 버리세요! "

물을 마시면서 운동하는 것은 중요합니다. 수분이 부족해 갈증을 느끼면 우리의 몸은 건조해지고 근육도 팍팍해집니다. 근육이 바싹 마르면 운동능력이 떨어지고, 운동효과도 떨어질 수밖에 없습니다. 뱃속에 물이 흔들릴 만큼 많이 마시는 것보다는 한두 모금 정도로 수분을 공급하는 것이 좋습니다.

음료수 중에 2%라는 제품이 있는데, 왜 이름에 2%가 들어가는지 아세요? 우리 몸은 몸의 70%가 수분일 때 최적입니다. 그런데 땀과 소변으로 수분이 배출되어 수분비율이 68%로 떨어지면 갈증을 느끼게 되죠. 바로 그러므로 2%가 모자라는 시점에 목이 마르기 시작합니다. 2%가 부족하지 않도록 틈틈이 물을 마셔야 운동도 더 잘 됩니다.

11 _ 운동할 시간이 없어요. 어떻게 하면 될까요?

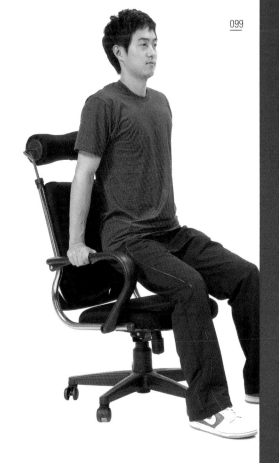

헬스클럽이나 요가센터, 수영장 등 꼭 어디로 나가야 운동할 수 있다는 생각은 버리세요. 너무 바빠서 운동을 못한다면 방법을 바꿔보세요. 내 방에서, 집에서, 회사나 학교에서, 길거리에서도 움직임을 조금만 바꾸면 충분히 운동할 수 있고, 건강하고 예뻐질 수 있습니다. 아침에 일어나자 마자, 출근할 때, 퇴근 후, 잠자리에 들기 전 1~30 분의 자투리 시간을 이용한다면 헬스클럽에 가는 사람보다도 더 좋은 결과를 얻을 수 있습니다. 단 무슨 운동이든 재미를 붙여서 꾸준히 하는 것이 가장 중요합니다.

12 _ 퇴근 후에는 너무 피곤해서 운동을 못 하겠어요. 피곤할 때 운동해도 되나요?

일시적인 컨디션 저하 때문에 일시적으로 피곤한지, 아니면 며칠에서 몇 달 동안 계속 피곤한 건지 생각해 보세요. 일시적인 피로라면 정상 컨디션으로 돌아오기 위 해 푹 쉬는 것이 좋습니다. 그러나 피곤함이 1, 2주 넘도록 지속된다면 '만성피로' 증세일 수 있습니다.

시간이 없다는 이유로 신체활동이 줄어들면 몸의 신진대사기능이 떨어집니다.

평균적으로 남자는 자신의 체력 수준의 10~15%, 여자는 20~25% 정도 감소되면 신진대사기능이 떨어지고 일상적인 생활에서 피로를 느낀다고 합니다. 이때는 전문가에게 자신의 건강상태와 체력수준에 맞는 운동을 처방받는 것이 좋습니다. 남자는 3~4개월, 여자는 4~5개월 정도 맞춤 운동을 하면 만성피로에서 완전히 회복될 수 있습니다.

　나른하고 피곤하다고 해서 쉬려고만 하지 마세요. 자신의 몸에 맞는 강도로 가볍게 운동하면 기초체력을 높이고, 앞으로 더 활기찬 생활을 할 수 있습니다.

13 _ 운 동 을 하 면 자 세 도 좋 아 지 나 요 ?

　스트레칭과 가벼운 근력운동은 몸의 전체 근육을 단련시키고, 뼈를 튼튼하게 만듭니다. 이를 통해 앉거나 서는 자세를 바르게 할 수 있습니다.

　앉기, 서기, 책상에서 일하기, 걷기 등 일상의 자세가 비뚤어지면 몸의 모든 근골격계가 제 위치에 있지 못하고, 어딘가가 아프고 결리게 됩니다. 목, 어깨, 허리, 무릎이 아픈 이유 대부분은 오랜 시간 그 부분의 근골격이 비틀어지기 때문인데, 이 경우는 일시적인 물리치료나 수술로 쉽게 낫지 않습니다. 오랫동안 몸이 나빠졌기 때문에 교정하는 데도 그만큼의 시간이 필요하기 때문이죠. 40~50대에 고질적인 골격 통증이 많은 이유도 마찬가지입니다. 그러므로 항상 바른 자세를 취하는 것은 미래를 위한 최고의 건강보험입니다.

14 _ 저는 운동 초보자예요. 운동한 다음날 몸이 아픈 건 어떻게 하죠?

운동을 안 하던 사람이 운동을 무리하게 했다면 다음날 온몸이 쑤시고 결리는 경험을 합니다. 특히 근육 운동 후 우리 몸에서는 젖산이 분비되죠. 이 젖산이 그때그때 해소되지 못하고 근육 섬유층에 쌓여 있으면 근육이 뭉치고 통증을 느낍니다. 이때는 근육의 긴장을 풀고 젖산을 분해하기 위해 스트레칭을 하는 것이 좋습니다. 운동한 다음 날 온몸이 쑤실 때 10분 라이프 스타일 스트레칭으로 근육을 풀면 가만히 쉴 때보다 더 빨리 정상 컨디션을 찾을 수 있습니다. 운동 초보자는 뼈나 관절도 보살펴야 합니다. 한 척추전문병원에서 환자 500여 명을 조사한 결과, 과도한 운동이 원인이 되어 척추병을 얻게 된 경우가 10%라고 해요. 또한 남자의 18%가 운동으로 척추질환이 생겼고, 그 중 20~30대 남자가 64%였다고 합니다. 젊은 남자들은 경쟁심리 때문에 무리하게 운동하는 경우가 많은데, 한 번 다치면 낫기 힘드므로 주의가 필요합니다.

15_운동을 하면 스트레스가 해소되나요?

물론입니다. 운동의 가장 큰 효과 중 하나는 스트레스를 없애고 기분을 좋게 만드는 것입니다. 운동은 우리 몸 안에 갇힌 스트레스를 몸 밖으로 빼내고 스트레스에 대한 저항력을 높여줍니다. 특히 우리의 기분을 조절하는 물질 중의 하나인 노

르에피네프린과 같은 신경전달물질을 조절하여 우울한 기분을 감소시키고, 스트레스 호르몬의 하나인 코티졸의 과도한 작용을 분산시키는 역할을 합니다. 운동을 하면 단지 겉모습만 근사해지는 것이 아니라 내면도 훨씬 밝고 건강해질 수 있습니다.

16_가슴을 키우는 운동도 있나요?

남성의 경우 가슴 근육은 근육량이 많고 부피가 큰 대근육이기 때문에 눈으로 쉽게 효과를 볼 수 있는 부분입니다. 팔굽혀펴기, 역기 들어올리기 등 가슴 근육을 키우는 운동을 하면 됩니다.

그러나 여성은 운동을 하면 가슴이 작아진다고 고민하는 분들이 많습니다. 여성의 가슴은 지방으로 이뤄져 있기 때문에 지방이 줄어들면 가슴의 크기도 줄어들죠. 운동 때문에 가슴이 작아지지 않을까 고민한다면 가슴 근육의 크기를 키우는 운동을 하면 여성도 가슴을 키울 수 있습니다. 이때는 체지방 비율은 서서히 낮추면서 가슴 근육 자체의 부피를 키우고 탄탄하게 만드는 것이 해답입니다. 이 책의 라이프 스타일 피트니스에 있는 팔굽혀펴기 운동이 가슴근육에 가장 좋은 운동입니다.

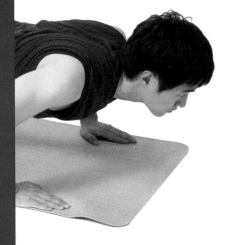

17 _ 운동이 좋다는 것은 아는데 너무 귀찮아요. 동기부여가 될 만한 것이 없을까요?

서점에서 가서 마음에 드는 운동 책을 한 권 구입하세요. 믿을 수 있는 프로그램을 제시하고, 그 프로그램에 따라 몸이 건강해지고 근사해진 사람들의 이야기를 통해 '나도 변화할 수 있다'는 자신감을 얻는 것은 어떨까요? 책보다 더 좋은 것은 실제로 운동을 열심히 하고 있는 사람들을 만나서 이야기를 듣는 것입니다. 주위에서 가장 멋진 몸을 가진 직장 동료, 학교 동료, 친구를 만나 그들의 하루 생활, 식습관, 운동법을 듣고 자극을 받는 것도 좋습니다.

또한 전문 피트니스 트레이너의 도움을 받는 것도 가장 효과적인 방법 중 하나입니다. 헬스클럽의 트레이너나 퍼스널 트레이너를 선택할 때는 꾸준히 동기부여를 해줄 수 있는지, 운동지도능력은 뛰어난지 전문성이 있는지를 기준으로 하세요.

18 _ 포기하지 않고 성공하려면 어떻게 해야 하나요?

옥스퍼드 대학 졸업식에서 윈스턴 처칠이 "포기하지 않고 성공적인 삶을 살아가려면 어떻게 해야 하는가"란 주제에 대해 다음과 같이 말했습니다.

"포기하지 마세요, 포기하지 마세요, 포기하지 마세요!

Don't give up Don't give up Don't give up!"

덧붙여서 제가 여러분에게 하고 싶은 말은 몸이 건강해지면 삶도 건강해진다는 것입니다.

"Better body! Better life!"

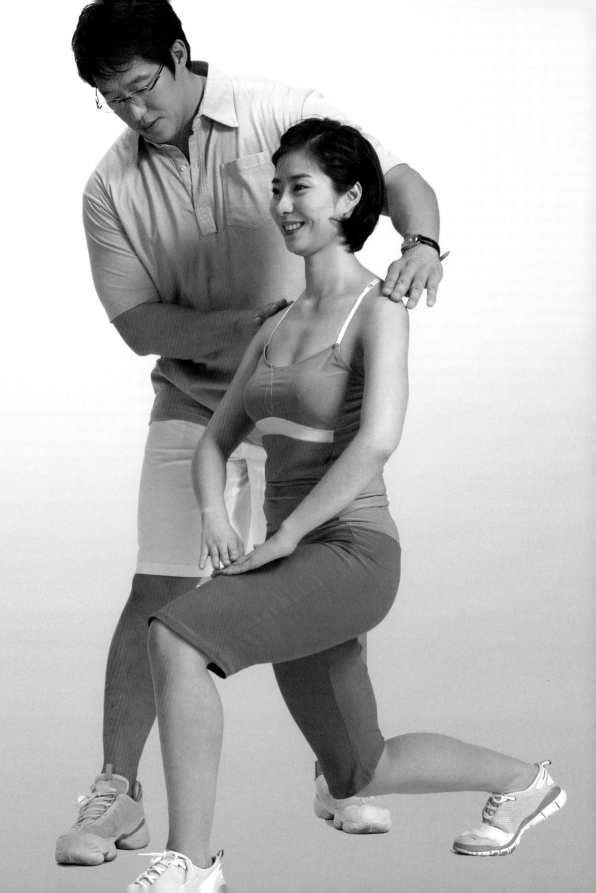

04

스트레칭부터 몸만들기까지,

20분 라이프 스타일
피트니스

김정화, 주부 (40대, 여) 〉〉〉 정주호 트레이너를 처음 만난 것은 W호텔 피트니스 클럽에서였다. 몸매 유지와 건강을 위해 유산소 운동과 무산소 운동을 함께 하고 있었지만 항상 내 몸에 100% 만족하는 수준은 아니었다. 그러나 이 책의 프로그램을 시작한 이후 20대 아가씨들도 부러워하는 날씬하고 탄력 있는 '몸짱' 40대가 됐다. 특히 내가 좋아하는 동작은 쿠션을 활용한 스쿼트인데, 팔과 허리, 엉덩이, 허벅지를 한꺼번에 운동하기 때문에 시간을 절약할 수 있다. 또 온몸이 탄탄해지는 그 느낌이란! 또 동작 자체가 재미있어서 힘든 줄도 모르고 신나게 운동하다보니 몸이 더 건강해지고 젊어지는 것을 느낀다. 40대 주부들이여, 자신을 포기하지 마시길! 생활 속 운동을 열심히 따라하면 10년 전의 젊은 몸과 마음으로 돌아갈 수 있을 것이다.

[1. 날아갈 듯 상쾌한 몸만들기, 10분 라이프 스타일 스트레칭]

무겁고 뻣뻣한 뒷목, 돌덩어리처럼 딱딱한 어깨, 끊어질 듯 아픈 허리. 인생을 치열하게, 뜨겁게 살수록 스트레스를 많이 받는 것은 어쩔 수 없다. 근육의 긴장과 스트레스를 해소하여 날아갈 듯 가뿐한 몸을 만드는 10분 라이프 스타일 스트레칭! 아침, 저녁, 집, 회사 등 시간과 장소를 가리지 않고 가장 쉽고 간편하게 몸속 에너지를 깨운다.

1_상 쾌 통 쾌 상 체 스 트 레 칭

손가락, 손목 목, 어깨, 등의 긴장을 확실하게 풀어주는 상체 전체 스트레칭이다. 스트레칭을 할 때는 팔이나 어깨를 흔들지 않는다. 한 동작을 지속하면서 근육이 기분 좋게 쭉 늘어나는 것을 느껴보자. 자세를 바꿀 때 숨을 들이마시고 내쉬면서 10초간 스트레칭한다.

𝗩 10 seconds

[운동부위 : 손가락, 손목, 목, 어깨, 등]

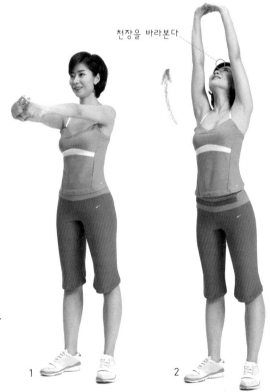

천장을 바라본다

❶ 두 손은 깍지를 낀다. 손바닥이 바깥을 향하도록 뒤집어 앞으로 뻗는다. 등 근육을 늘어나게 한다.

❷ 팔을 천장으로 올린다. 고개도 뒤로 젖힌다.

1

2

3 깍지 낀 손을 풀고 팔을 옆으로 벌린다. 손바닥이 바깥으로 향하게 한다.

4 팔을 내려 등 뒤로 깍지를 낀다. 가슴 근육이 늘어나도록 팔을 뒤로 쭉 뻗는다.

어깨와 팔을 최대한 바닥 쪽으로 내린다

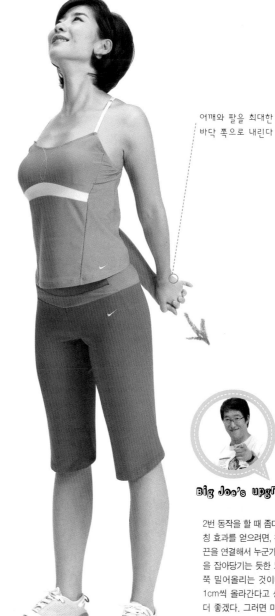

3

4

Big Joe's upgrade Tip

2번 동작을 할 때 좀더 스트레칭 효과를 얻으려면, 천장에서 끈을 연결해서 누군가가 내 손을 잡아당기는 듯한 느낌으로 쭉 밀어올리는 것이다. 매초 1cm씩 올라간다고 생각하면 더 좋겠다. 그러면 마치 키가 커지는 듯한 느낌이 들 것이다.

2_의외로 시원한 새우등 스트레칭

장시간 앉아 있거나, 반대로 서 있는 사람들은 상체를 거의 움직이지 않는 경우가 많다. 새우등처럼 목, 어깨, 등을 굽히는 이 동작은 스트레스로 긴장된 근육을 시원하게 풀어준다. 상체를 굽힐 때 허리, 다리 뒤쪽 근육도 스트레칭할 수 있다. 몸 전체가 찌뿌드드할 때, 단 1분만 시간을 내면 몸이 훨씬 가벼워질 것이다. 숨을 들이마시고 내쉬면서 10초간 스트레칭한다.

∨ 10 seconds

【 운동부위 : 등 전체, 허리, 다리 뒤쪽 】

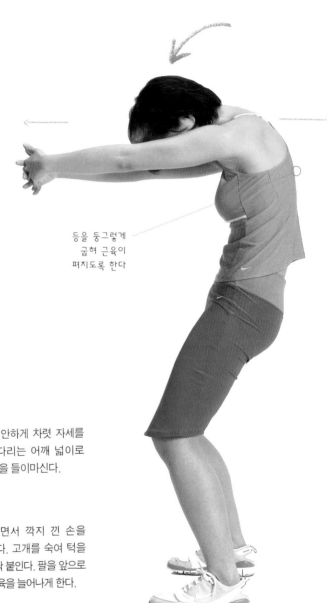

등을 둥그렇게 굽혀 근육이 펴지도록 한다

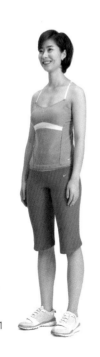

1

❶ 두 손은 편안하게 차렷 자세를 한다. 두 다리는 어깨 넓이로 벌린다. 숨을 들이마신다.

❷ 숨을 내쉬면서 깍지 낀 손을 앞으로 든다. 고개를 숙여 턱을 가슴에 바짝 붙인다. 팔을 앞으로 뻗어 등 근육을 늘어나게 한다.

2

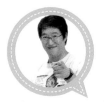

Big Joe's upgrade Tip

2번 동작을 할 때 뒤에서 누군가가 등을 잡아당긴다고 생각하고 쭉 빼고, 반대로 손은 앞에서 잡아당기는 느낌이 들게 쭉 뻗으면 더 효과적이다. 이때 견갑골까지 쏠리듯이 쭉 뻗어라.

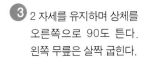 **3** 2 자세를 유지하며 상체를 오른쪽으로 90도 튼다. 왼쪽 무릎은 살짝 굽힌다.

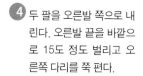 **4** 두 팔을 오른발 쪽으로 내린다. 오른발 끝을 바깥으로 15도 정도 벌리고 오른쪽 다리를 쭉 편다.

※ 3 → 2 → 1의 기본자세로 돌아온 후, 방향을 바꿔 왼쪽으로 똑같이 실시한다. 오른쪽 왼쪽 각각 1~2회 실시한다.

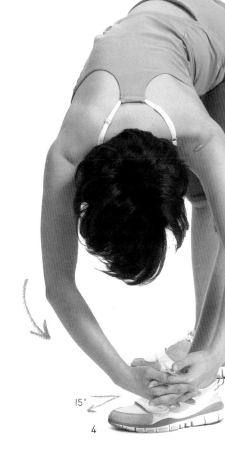

앞쪽(오른쪽) 무릎을 굽히지 않는다

15°

4

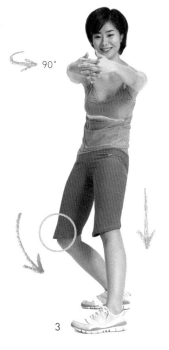

90°

3

3_속 시원한 어깨, 허리 스트레칭

　　두 다리를 벌려서 고관절을 유연하게 하고, 어깨, 등, 허리의 근육을 쭉 늘이는 효과가 있다. 오랜 시간 앉아서 일할때 하루에 2, 3번씩 틈틈이 해보자. 긴장된 어깨, 등, 고관절이 상쾌해진다. 숨을 들이마시고 내쉬면서 10초간 스트레칭한다.

𝖵　10 seconds

〔 운동부위 : 어깨, 등, 허리, 고관절 〕

1 두 다리를 어깨 넓이 1.5배 정도로
　　벌리고 무릎을 굽힌다. 발끝은
　　바깥으로 45도 이상 튼다. 두 손은
　　무릎 위에 얹고 정면을 바라본다.

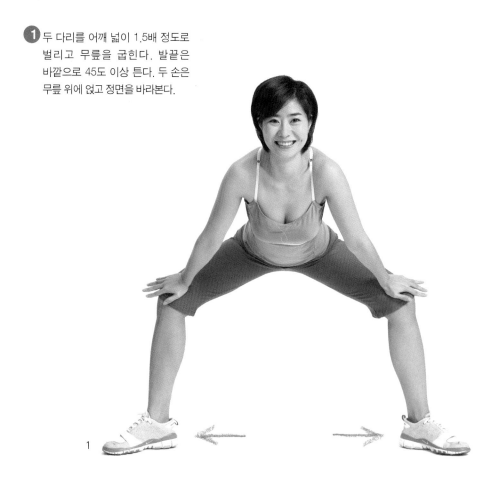

1

Big Joe's upgrade Tip

2번 동작에서 다리를 벌린 상태에서 주저앉듯이 엉덩이를 내린다고 생각하면 더 효과적이다. 처음에는 45도까지 내리고 점점 90도 상태가 되도록 내리면 훨씬 효과적이다.

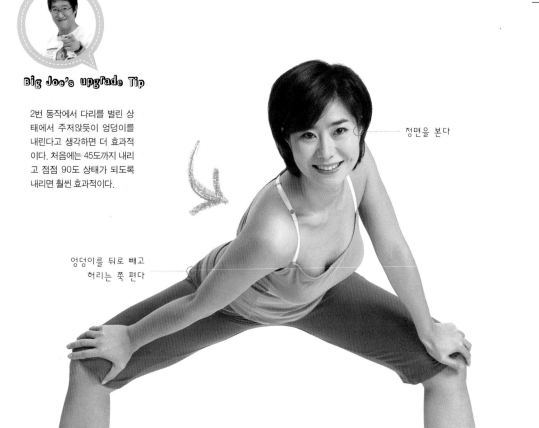

정면을 본다

엉덩이를 뒤로 빼고 허리는 쭉 편다

❷ 손은 그대로 고정시키고 오른쪽 어깨를 왼쪽 무릎 쪽으로 비튼다. 오른쪽 팔은 쭉 펴고 왼쪽 팔은 가볍게 굽혀도 좋다. 왼쪽도 똑같이 실시한다.

4_개구리 자세 스트레칭

개구리가 쪼그려 앉았다 팔짝 뛰어오르는 것처럼, 앉았다 일어나며 다리를 쭉 펴는 동작이다. 움츠러든 어깨가 좌우로 쫙 펴지고, 다리 뒤쪽이 시원하게 스트레칭된다. 다리는 최대한 일자로 펴도록 노력한다. 숨을 들이마시고 내쉬면서 10초간 스트레칭한다.

ᐯ 10 seconds

[운동부위 : 다리 뒤쪽, 어깨, 팔]

❶ 두 다리를 어깨 넓이 1.5배 정도로 벌리고 무릎을 굽힌다. 발끝은 바깥으로 45도 튼다. 손목 안쪽은 맞대고 손바닥을 바닥에 붙인다.

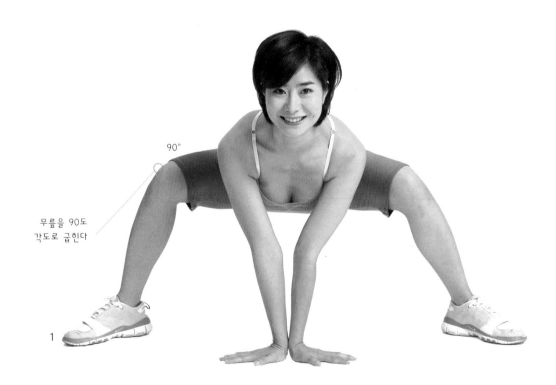

90°

무릎을 90도 각도로 굽힌다

1

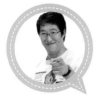

② 손을 바닥에 붙이고 두 다리를 최대한 편다.

Big Joe's upgrade Tip

2번 동작에서 손바닥을 절대로 떼지 말아야 한다. 이때 발 앞부분을 들어주면 다리 뒤쪽 스트레칭이 극대화된다.

어깨가 좌우로 넓어진다고 상상하면 더 시원하다

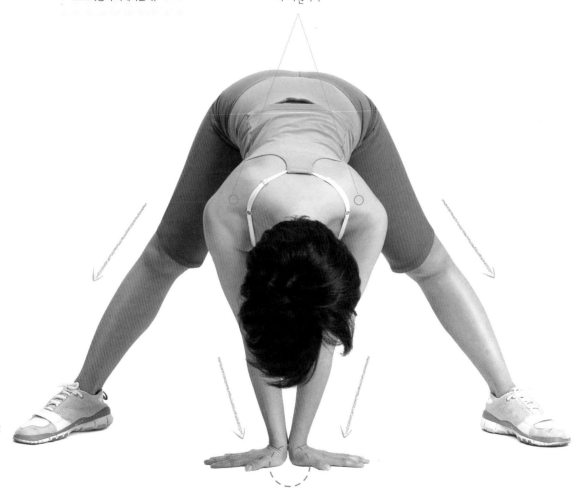

2

5_ 꽈배기 다리 스트레칭

허벅지와 종아리의 여러 근육, 특히 다리 뒤쪽을 스트레칭하는 운동이다. 다리 전체에 자극을 줘 혈액순환을 원활하게 한다. 다리가 붓는 것을 예방하고, 전체적으로 다리를 날렵하고 날씬하게 만든다. 균형을 잃고 넘어지지 않도록 주의하고, 일어설 때도 허리에 무리가 되지 않도록 천천히 일어난다. 숨을 들이마시고 내쉬면서 10초간 스트레칭한다.

🕐 10 seconds 〔 운동부위 : 다리 뒤쪽 〕

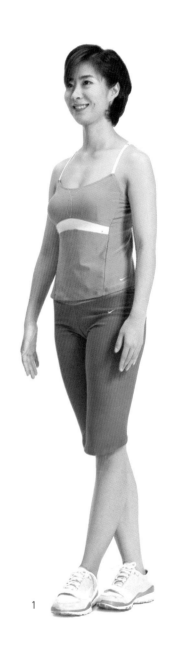

❶ 서서 두 발을 교차한다. 오른발이 왼발 앞으로 나오게 한다.

❷ 허리를 굽혀 손을 바닥에 붙인다. 10초간 스트레칭 후 발을 바꿔 왼발을 오른발 앞에 두고 똑같이 실시한다.

1

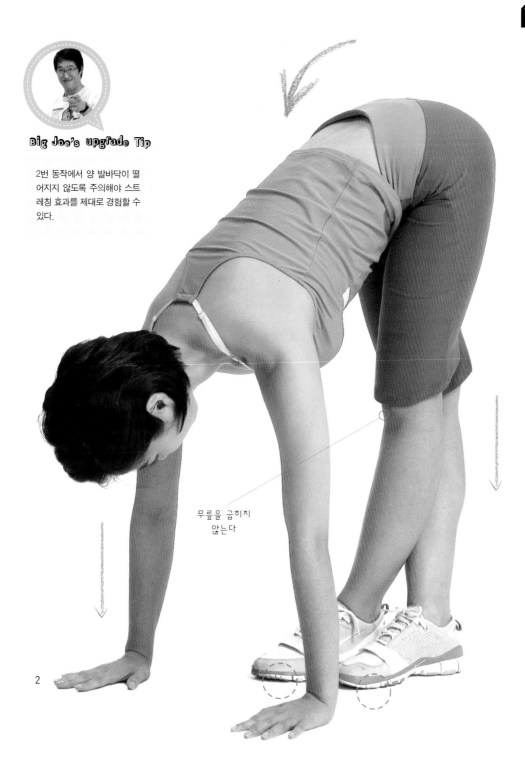

Big Joe's upgrade Tip

2번 동작에서 양 발바닥이 떨어지지 않도록 주의해야 스트레칭 효과를 제대로 경험할 수 있다.

무릎을 굽히지
않는다

2

6_ 좀 뻣뻣해도 괜찮아 스트레칭

이번에는 벽에 기대서 다리 뒤쪽을 시원하게 늘이는 동작이다. 벽에 기대면 엉덩이가 뒤로 밀리지 않아 다리 근육을 더욱 확실하게 자극할 수 있다. 뻣뻣한 사람도 지지할 곳이 있으므로 넘어질 염려 없이 안전하게 스트레칭이 가능하다. 숨을 들이마시고 내쉬면서 10초간 스트레칭한다.

𝒱 10 seconds 〔 운동부위 : 다리 뒤쪽 〕

1 벽에 기대서 두 발을 10~15cm 앞에 둔다. 두 다리는 어깨 넓이로 벌리고 어깨, 등, 엉덩이를 벽에 붙인다. 두 손을 허리 뒤에 놓는다.

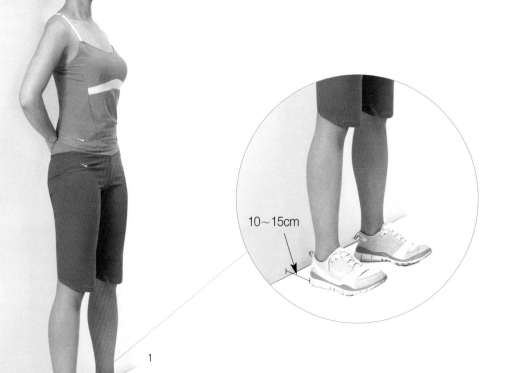

10~15cm

1

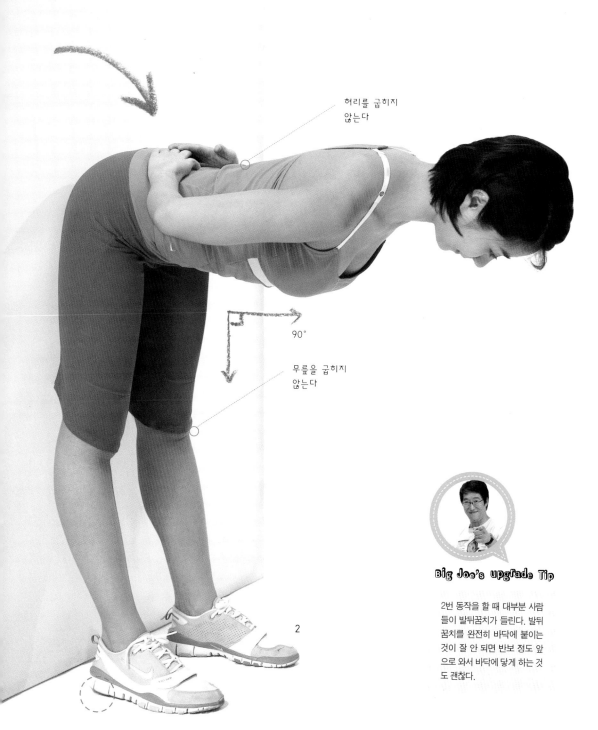

② 상체를 90도로 숙인다. 다리는 그대로 고정한다.

허리를 굽히지 않는다

90°

무릎을 굽히지 않는다

2

Big Joe's upgrade Tip

2번 동작을 할 때 대부분 사람들이 발뒤꿈치가 들린다. 발뒤꿈치를 완전히 바닥에 붙이는 것이 잘 안 되면 반보 정도 앞으로 와서 바닥에 닿게 하는 것도 괜찮다.

7_슈퍼모델 스트레칭

　실제로 프로 슈퍼모델들이 자주 하는 스트레칭 자세다. 쉬워서 별 것 아닌 것처럼 보이지만 머리부터 발끝까지 자세를 곧게 펴는 데 최고다. 어깨나 등이 구부정하다면 이 스트레칭을 했을 때 평소 자세가 얼마나 나빴는지 점검할 수 있다. 남자나 여자 모두에게 꼭 필요한 운동. 숨을 들이마시고 내쉬면서 10초 이상 실시한다.

V <u>10 seconds</u>　【운동부위 : 전신 】

① 벽에 기대고 두 발을 모은다. 뒤꿈치, 엉덩이, 등, 양 어깨(견갑골), 머리 뒤쪽을 벽에 붙인다. 허리를 쭉 펴고 어깨가 옆으로 넓어진다는 느낌으로 스트레칭한다.

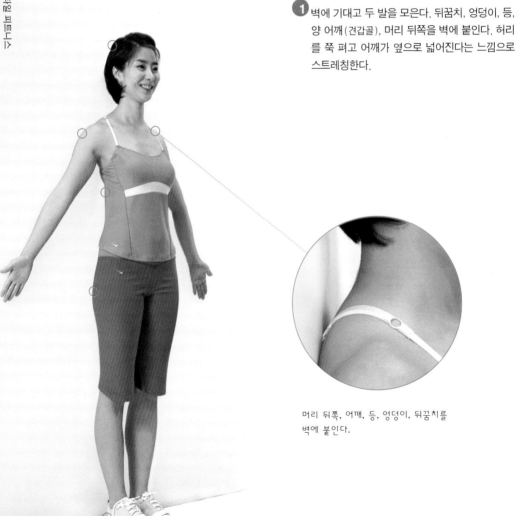

머리 뒤쪽, 어깨, 등, 엉덩이, 뒤꿈치를 벽에 붙인다.

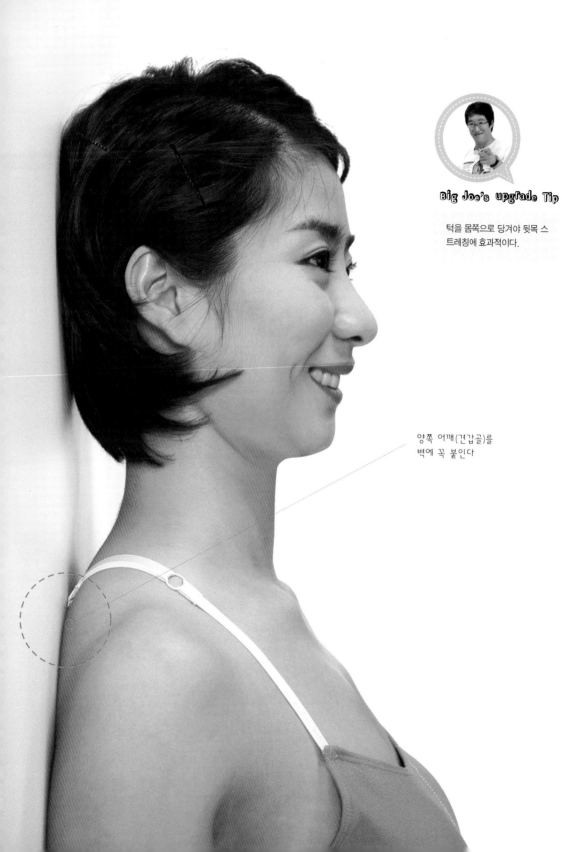

Big Joe's upgrade Tip

턱을 몸쪽으로 당겨야 뒷목 스
트레칭에 효과적이다.

양쪽 어깨(견갑골)를
벽에 꼭 붙인다

8_ 바비 인형 종아리 스트레칭

찰랑이는 스커트 밑으로 보이는 날씬한 종아리는 모든 여성들의 소망! 가뿐하고 날씬한 종아리를 만들고 싶다면 이 동작으로 근육을 길고 가늘게 만들어보자. 또 근육의 피로를 풀고 다리의 혈액순환을 원활하게 해 붓는 것을 예방한다. 숨을 들이마시고 내쉬면서 10초간 스트레칭한다.

∨ 10 seconds 〔 운동부위 : 종아리, 발목 〕

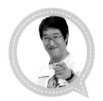

Big Joe's upgrade Tip

2번 동작에서 다섯 개 발가락으로 서야 한다. 그래야 발목과 종아리 부분 스트레칭에 효과적이다.

1 계단, 현관 등 턱이 있는 곳에 선다. 발가락, 발 앞쪽에 무게중심을 둔다.

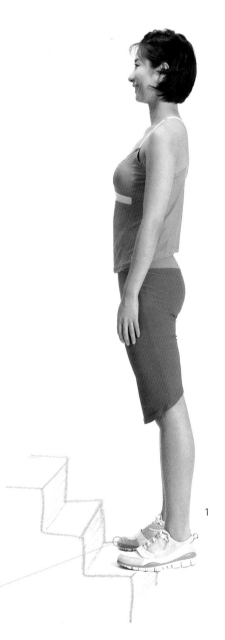

1

발가락에
무게중심을 둔다

2 발꿈치를 최대한 든다. 종아리
앞쪽이 늘어난다.

3 발꿈치 아래로 내린다. 발목과
종아리 뒤쪽 근육이 늘어난다.

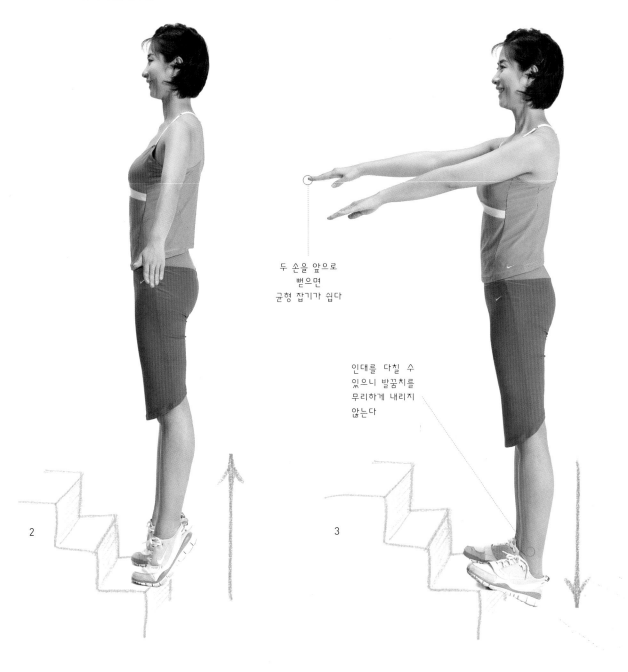

두 손을 앞으로
뻗으면
균형 잡기가 쉽다

인대를 다칠 수
있으니 발꿈치를
무리하게 내리지
않는다

2

3

9_ 어깨 통증 즉효 스트레칭

　묵직한 어깨, 등 위쪽을 가뿐하게 만드는 어깨관절 통증, 즉 특효 동작이다. 갈비뼈와 등 사이의 근육(광배근)을 부드럽게 이완시킨다. 등 아래 근육은 거의 움직이는 일이 없으므로 이 동작으로 긴장을 풀자. 숨을 들이마시고 내쉬면서 10초간 스트레칭한다.

V 　<u>10 seconds</u> 〔 운동부위 : 어깨, 등 위쪽 〕

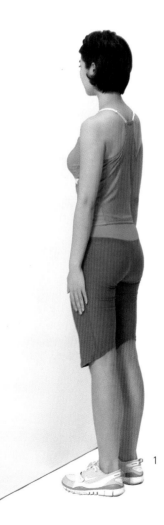

1

❶ 벽을 마주보고 20~30cm 떨어져 선다.

❷ 손바닥과 팔은 벽에 붙이고 오른쪽 다리를 뒤로 60cm 정도 뻗는다. 왼쪽 무릎은 굽힌다. 손과 팔은 그대로 두고 상체만 아래로 천천히 내린다. 등 10초간 스트레칭 후 쭉 늘어나는 것을 느낀다. 다리를 바꿔 왼쪽도 똑같이 실시한다.

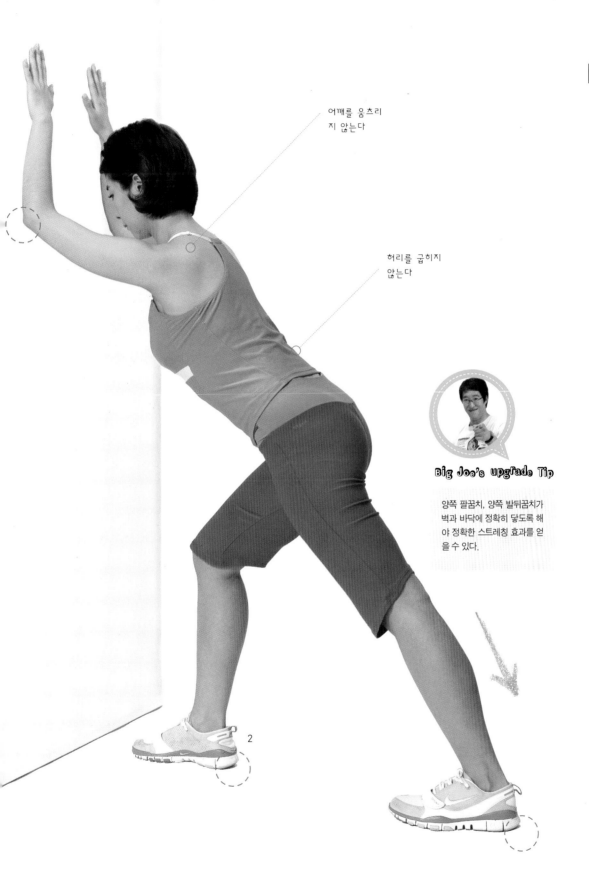

어깨를 움츠리
지 않는다

허리를 굽히지
않는다

Big Joe's upgrade Tip

양쪽 팔꿈치, 양쪽 발뒤꿈치가
벽과 바닥에 정확히 닿도록 해
야 정확한 스트레칭 효과를 얻
을 수 있다.

2

10_ 우아하면서 터프하게
다리 뒤쪽 스트레칭

때로는 우아하게, 때로는 터프하게 할 수 있는 다리 뒤쪽, 허리 스트레칭. 집, 회사에 있는 책상, 의자, 난간을 활용하자. 올린 다리의 근육은 스트레칭이 되고, 버티고 있는 다리 근육은 탄탄해진다. 골반 관절과 허리 근육도 유연해진다. 단 너무 높은 곳에 다리를 올려 허리를 삐끗하는 일이 없도록 조심한다. 허벅지 정도의 높이면 적당하다. 숨을 들이마시고 내쉬면서 10초간 스트레칭한다.

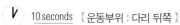 10 seconds 〔 운동부위 : 다리 뒤쪽 〕

Big Joe's upgrade Tip

2번 동작에서 초보자일 경우 올려진 다리를 살짝 구부리고 상체를 숙이면 보다 쉽게 할 수 있다. 그리고 서서히 다리를 펼 수 있도록 연습한다. 아직 유연하지 못한 사람이 무리를 하면 인대 통증이 느껴질 수 있으므로 무리하지 마라.

1 주위에 있는 책상, 의자, 난간 등에 오른쪽 다리를 올린다. 숨을 들이마신다.

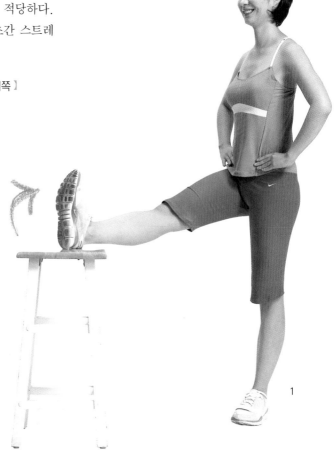

1

2 숨을 내쉬며 상체를 천천히 숙
인다. 손은 오른발 옆에 두거나
발목을 가볍게 잡는다. 10초간
스트레칭 후 다리를 바꿔 왼쪽
도 똑같이 실시한다.

허리는 최대한
숙인다

무릎을 굽히지
않는다

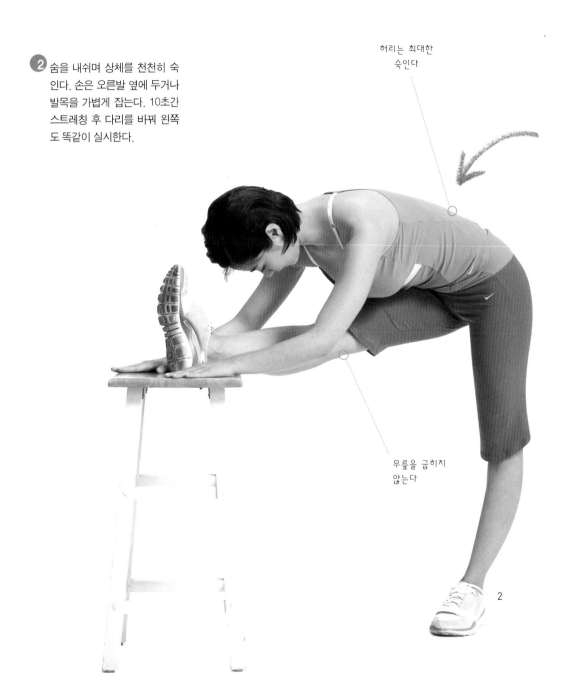

2

11_ 매끄러운 S라인 스트레칭

허리, 골반, 허벅지까지 이어지는 부분을 쫙 늘여서 몸의 S라인을 매끄럽게 만들어준다. 특히 고관절을 쭉 펴주는 효과가 탁월한데, 고관절이 유연하면 허리에 가해지는 무게 일부를 다리로 보내기 때문에 허리를 보호할 수 있다. 유연성이 부족한 사람은 골반, 무릎에 무리가 되지 않도록 주의한다. 숨을 들이마시고 내쉬면서 10초간 스트레칭한다.

V 10 seconds 〔 운동부위 : 허리, 골반 허벅지 〕

1 바닥에 누워 무릎을 세운다. 왼쪽 발목을
오른쪽 무릎 위에 올린다. 다리가 4자가
되도록 한다.

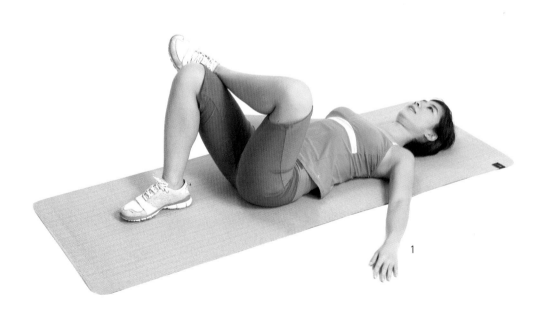

1

② 두 다리를 한꺼번에 왼쪽 바닥으로 내린다. 왼쪽
무릎이 최대한 바닥 가까이 닿도록 한다. 고관절,
허벅지 안쪽이 늘어나는 것을 느껴보자.
10초간 스트레칭 후 처음 자세로 돌아와 다리를
바꿔 오른쪽으로 똑같이 실시한다.

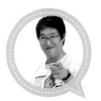

Big Joe's upgrade Tip

2번 동작에서는 양 무릎이 꼭
바닥에 닿아야 한다. 한쪽 무릎
만 닿으면 골반 스트레칭이 안
된다. 잘 안 될 경우에는 왼손
으로 왼쪽 무릎을 눌러서라도
바닥에 닿게 해라.

골반, 무릎을 무리하게
움직이지 않는다

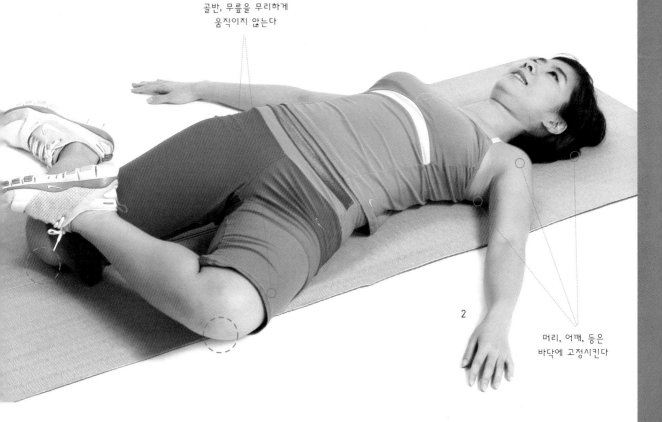

2

머리, 어깨, 등은
바닥에 고정시킨다

12 _ 무릎 꿇어! 허벅지 스트레칭

무릎을 꿇고 앉아서 허벅지 앞쪽, 발목을 스트레칭할 수 있다. 상체를 뒤로 젖히기 때문에 가슴, 등 뒤쪽 근육도 시원해진다. 저녁에 집으로 돌아와 TV를 보면서 하면 다리 부기가 쏙 빠진다. 발목이 뻣뻣해서 펴는 것이 어렵다면 종아리를 허벅지 바깥으로 빼서 발목을 접어도 된다. 숨을 들이마시고 내쉬면서 10초간 스트레칭한다.

∨ 10 seconds 〔 운동부위 : 허벅지 앞쪽, 발목 〕

1 무릎을 꿇고 앉는다. 발목은 펴고 발바닥을 엉덩이 밑에 놓는다.

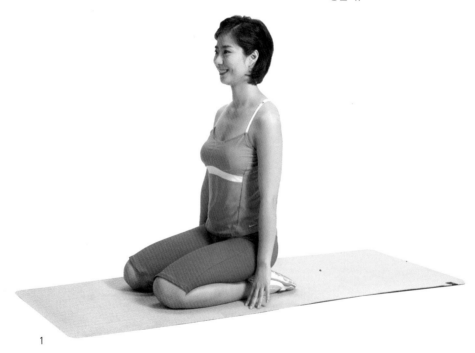

1

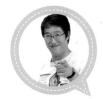

Big Joe's upgrade Tip

2번 동작에서 엉덩이와 허벅
지를 살짝 들어주면 좀더 큰 스
트레칭 효과를 얻을 수 있다.

② 상체를 뒤로 젖힌다. 두 손은
엉덩이 뒤쪽 바닥에 놓는다.
허벅지와 발목 근육이 시원하
게 늘어나도록 한다.

가슴이 좌우로
넓어진다고 상상하
면 더 시원하다

천장을 본다

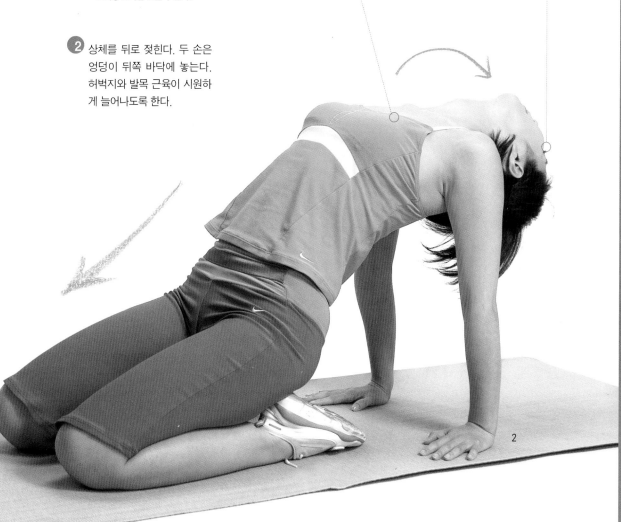

13_ 내 몸을 살리는 의자 스트레칭

　　10시까지 야근을 하고 돌아온 L씨. 의자에 앉아 한 숨 돌렸지만, 아직도 온몸에 상사의 잔소리와 스트레스가 쌓여 있는 것 같다. 이때 의자에 앉은 채로 어깨와 허벅지 안쪽을 시원하게 풀어주자. 물론 낮에 회사에서 해도 좋은 스트레칭이다. 팔을 앞으로 뻗을수록 어깨도 시원해진다. 숨을 들이마시고 내쉬면서 10초간 스트레칭한다.

🕐 <u>10 seconds</u> 〔 운동부위 : 허벅지 안쪽, 어깨 〕

1 의자(혹은 소파)에 앉아서 다리를 어깨보다 넓게 벌린다.

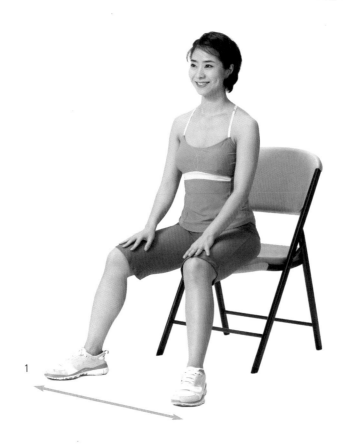

1

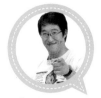

Big Joe's upgrade Tip

2번 동작에서 무릎을 쭉 편 상태에서 발끝을 세워주고 상체를 숙이면 훨씬 더 효과적이다.

2 상체를 앞으로 숙여 손을 바닥에 놓는다. 손을 조금씩 앞으로 밀면 어깨가 더 시원해진다.

엉덩이를 의자에 꼭 붙여야 허벅지 스트레칭 효과가 좋다

어깨 힘을 뺀다

시선은 바닥을 향한다

2

14_ 가슴이 닿을락 말락 스트레칭

팔굽혀펴기와 비슷한 자세로 가슴 근육과 팔 뒤쪽 삼두근을 스트레칭해보자. 팔굽혀펴기가 힘든 사람이라도 쉽게 할 수 있다. 스트레칭의 효과도 있고 근력도 키울 수 있는 일석이조의 동작이다. 좀더 운동효과가 큰 동작을 원하면 무릎 대신 발을 바닥에 댄다. 숨을 들이마시고 내쉬면서 10초간 스트레칭한다.

V 10 seconds 〔 운동부위 : 가슴, 팔 뒤쪽 〕

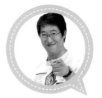

Big Joe's upgrade Tip

엄지손가락 사이에 가슴이 수직으로 닿게 한다. 대개 힘들어서 얼굴이 손가락 사이로 향하곤 하는데, 그럴 경우 몸이 구부정해져서 나쁜 자세가 되므로 주의해야 한다.

1 엎드려서 두 팔을 어깨 넓이보다 약간 넓게 벌린다. 무릎을 바닥에 댄다.

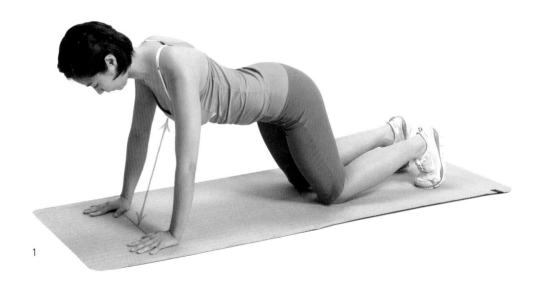

1

② 천천히 팔꿈치를 구부린다. 팔을 최대한 굽혀
바닥에 가슴이 닿기 직전까지 내린다.

어깨를 움츠리지
않는다

엉덩이를 살짝 위로
들어 몸이 아치가
되도록 한다

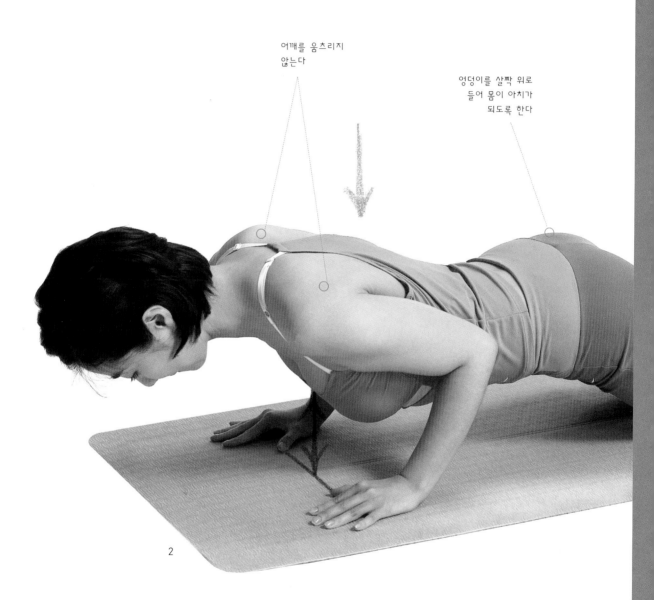

2

15 _ 코 브 라 스 트 레 칭

　　요가의 코브라 동작으로 팔, 허리, 배 근육을 스트레칭한다. 일상적으로 허리는 앞으로만 숙일 때가 많은데, 이 동작은 배와 허리를 반대로 움직여 유연하게 해준다. 허리가 유연해야 허리 통증도 잘 생기지 않는 법! 척추가 아픈 사람은 상체를 무리하게 들지 않는다. 숨을 들이마시고 내쉬면서 10초간 스트레칭한다.

ⓥ 10 seconds 〔 운동부위 : 팔, 허리, 배 〕

❶ 엎드려서 두 손을 가슴 옆에 둔다.
　 팔꿈치는 굽혀서 몸 옆에 붙인다.

❷ 팔을 뻗어 상체만 든다.

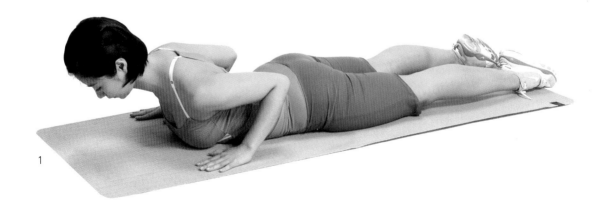

1

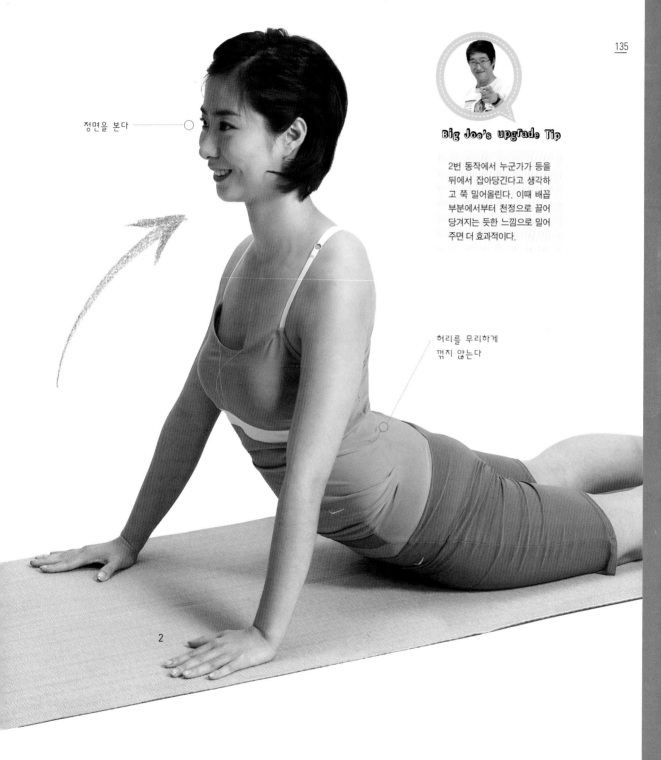

정면을 본다

Big Joe's upgrade Tip

2번 동작에서 누군가가 등을 뒤에서 잡아당긴다고 생각하고 쭉 밀어올린다. 이때 배꼽 부분에서부터 천정으로 끌어당겨지는 듯한 느낌으로 밀어주면 더 효과적이다.

허리를 무리하게 꺾지 않는다

2

16 _ 고 양 이 스 트 레 칭

앞의 동작과 이어서 할 수 있는 어깨, 등 스트레칭이다. 고양이가 등을 동그랗게 웅크리는 자세와 비슷하다. 평소에 등을 꼿꼿이 펴고 있거나, 반대로 등을 웅크리고 있는 사람들 모두에게 좋다. 척추가 시원하게 펴지도록 집중하여 움직인다. 숨을 들이마시고 내쉬면서 10초간 스트레칭한다.

V 10 seconds 〔 운동부위 : 어깨, 등 〕

1 두 손, 두 무릎을 대고 엎드린다. 허리는 아래로 굽히고, 머리를 들고 천장을 본다.

천장을 본다

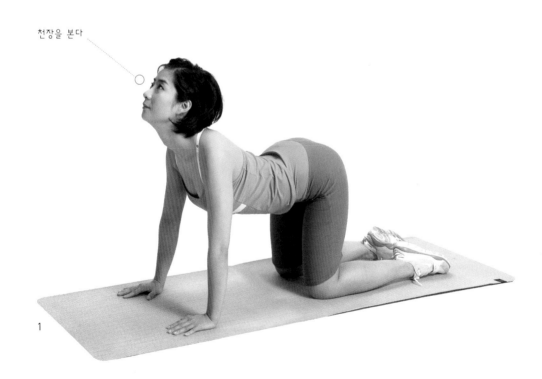

1

Big Joe's upgrade Tip

2번 동작에서 등을 위에서 잡
아당기듯이 밀어준다. 배꼽에
서부터 천정으로 끌어당겨지
듯이 밀어준다.

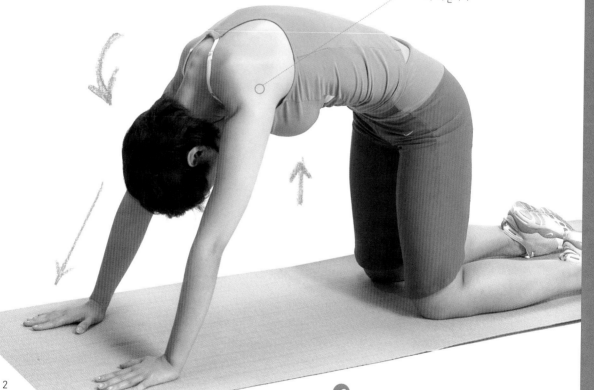

어깨가 옆으로
넓어진다고 상상하면
더 시원하다

2

2 등을 올리며 동그랗게 굽힌다. 고개
를 숙여 턱을 최대한 가슴에 붙인다.

17 _ 눌러주고픈 등짝 스트레칭

　의자, 책상 등을 활용한 어깨, 등 스트레칭. 오래 앉아 있는 사람은 항상 어깨가 긴장돼 있다. 의자, 책상에 팔을 척 걸쳐 상체를 살짝 내리는 것만으로 어깨에 켜켜이 쌓인 피로가 풀어진다. 등 위쪽이 묵직한 사람들에게 특히 추천한다. 숨을 들이마시고 내쉬면서 10초간 스트레칭한다.

V <u>10 seconds</u>　〔 운동부위 : 어깨, 등 〕

1 의자(혹은 책상)에 두 손을 얹고 무릎을 꿇는다.

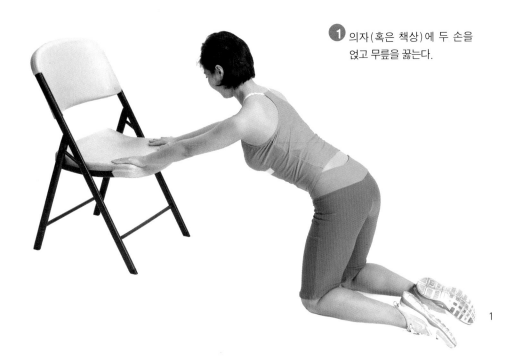

1

2 상체가 바닥과 평행이 되도록
바닥으로 내린다. 어깨, 등 근육
을 시원하게 늘여보자.

목과 어깨 사이가
최대한 멀어지게 한다

어깨를 움츠리지
않는다.

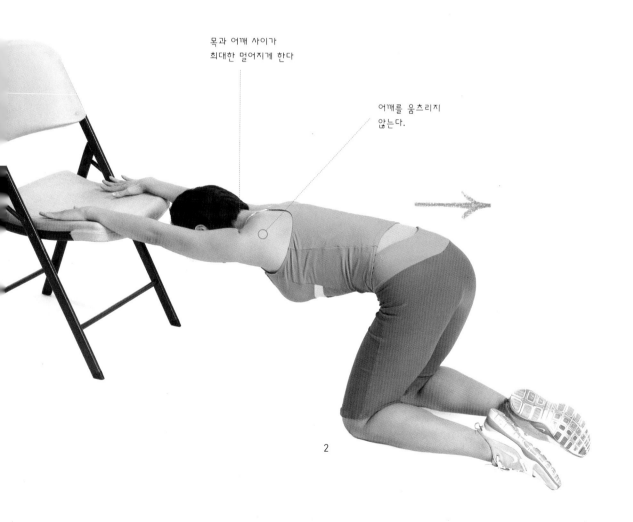

2

2. 섹시하고 탄탄한 몸 만들기, 20분 라이프 스타일 피트니스

이제부터 본격적으로 섹시하고 탄탄한 몸을 만들어보자. 꿈꾸던 나이스 바디를 만들기 위해 비싼 헬스클럽에 등록할 필요는 없다. 집이나 회사에서 쉽게 볼 수 있는 페트병, 쿠션, 고무공, 의자 등만 있으면 OK! 라이프 스타일 피트니스는 보기에만 근사한 TV용 운동이 아니다. 언제 어디서든 아름답고 건강한 나를 만드는 쉽고 재미있는 운동이다! 단 20분의 투자로 당신의 삶이 반짝이기 시작한다.

1 _ 말 랑 말 랑 어 깨 피 트 니 스

본격적인 상체 운동 전, 어깨 관절을 유연하게 만드는 준비운동이다. 초보자일수록 관절이 굳어 있는 경우가 많으므로 안전한 운동을 위해 준비운동은 필수다. 페트병에 물을 채워서 활용하거나 아령, 책을 들어도 똑같은 효과를 낼 수 있다. 10~15회 실시한다.

SET 10~15회 〔운동부위 : 어깨, 등〕

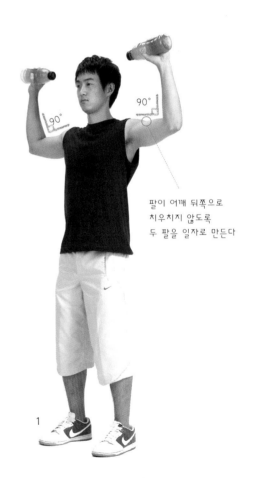

90°　90°

팔이 어깨 뒤쪽으로
치우치지 않도록
두 팔을 일자로 만든다

1 페트병(또는 아령, 책)을 들고 두 팔을 옆으로 벌린다. 팔꿈치를 ㄴ자로 굽힌다.

1

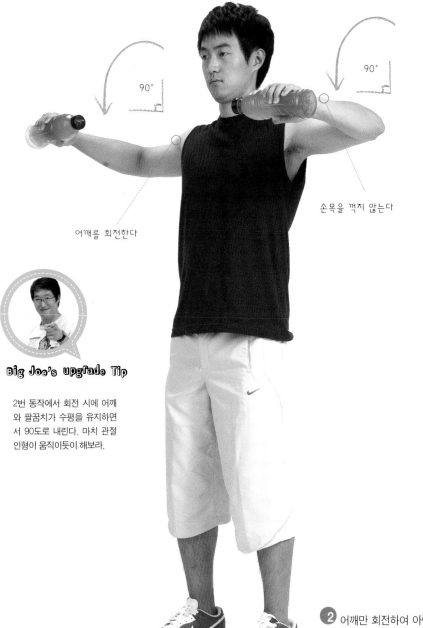

90°

90°

손목을 꺾지 않는다

어깨를 회전한다

Big Joe's upgrade Tip

2번 동작에서 회전 시에 어깨
와 팔꿈치가 수평을 유지하면
서 90도로 내린다. 마치 관절
인형이 움직이듯이 해보라.

❷ 어깨만 회전하여 아령을 앞으
로 내렸다 올린다. 팔은 그대
로 고정시킨다.

2

2 _ 섹시한 뒷모습 만들기 피트니스

어깨 앞 쪽, 팔 앞쪽, 등과 허리, 허벅지를 차례대로 탄탄하게 만들어 섹시한 뒷모습을 완성하는 동작이다. 하체 운동 중 평범하면서도 가장 효과적인 것이 앉았다 일어나는 스쿼트Squat인데, 이 동작은 스쿼트에 팔 동작을 집어넣어 운동효과가 더 좋다. 톡톡 튀는 리듬의 음악을 들으며 엉덩이를 쭉 빼고 팔을 들면 춤을 추는 것처럼 재미있다. 15~20회 실시한다.

SET 15~20회

【 운동부위 : 어깨, 팔 앞쪽, 등, 허리, 엉덩이, 허벅지 】

❶ 서서 두 손으로 공 (또는 페트병, 아령, 베개)을 잡는다. 손은 앞으로 모은다.

❷ 두 손을 앞으로 뻗어 바닥과 수평을 만든다. 동시에 무릎을 굽혀 엉덩이가 뒤로 빠지게 앉는다. 되도록 허벅지가 바닥과 수평이 되도록 한다.

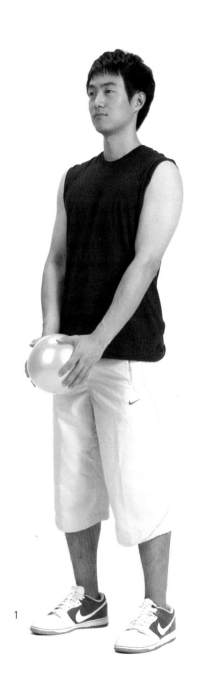

1

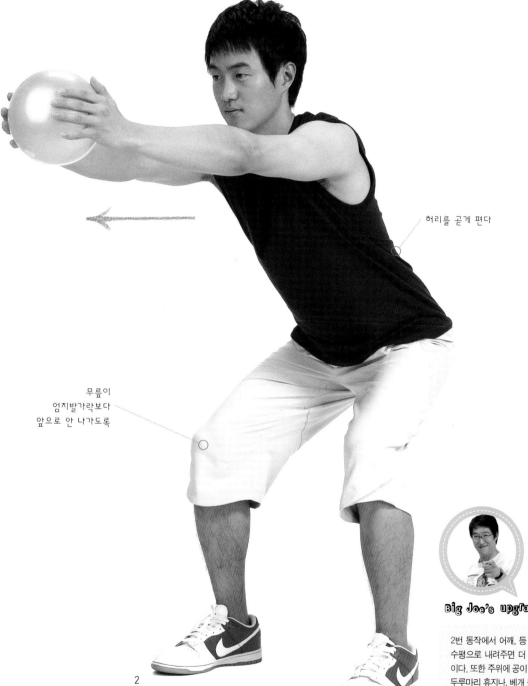

허리를 곧게 편다

무릎이
엄지발가락보다
앞으로 안 나가도록

2

Big Joe's upgrade Tip

2번 동작에서 어깨, 등 부위를
수평으로 내려주면 더 효과적
이다. 또한 주위에 공이 없으면
두루마리 휴지나, 베개 등을 들
고 해도 좋다.

3 _ 보여주고픈 허리 만들기 피트니스

티셔츠 아래로 허리가 살짝 드러날 때, 흐물흐물한 뱃살은 절대 들키고 싶지 않을 것이다. 이 동작은 전신운동으로 특히 배, 등, 허리, 엉덩이의 군살을 정리하고 근육을 탄탄하게 만든다. 남에게 보여주고픈 허리를 만들어 보자. 자세가 흐트러지면 효과가 없으므로 집중하여 움직인다. 총 10~15회 실시한다.

SET 10~15회

[운동부위 : 어깨, 팔 앞쪽, 등, 허리, 엉덩이, 허벅지]

① 서서 오른쪽 무릎을 굽혀 다리를 앞으로 살짝 든다. 두 손을 포개 허벅지 위에 올린다. 이때 꼭 공을 사용하지 않아도 된다. 주변에서 쉽게 구할 수 있는 베개, 쿠션, 휴지, 책 등 어느 것이나 상관 없다.

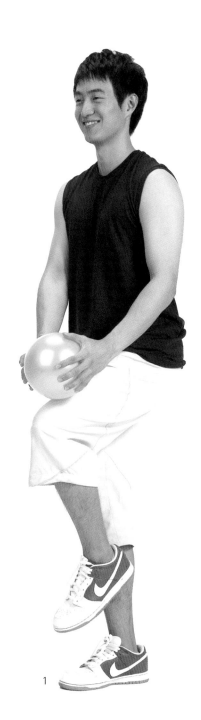

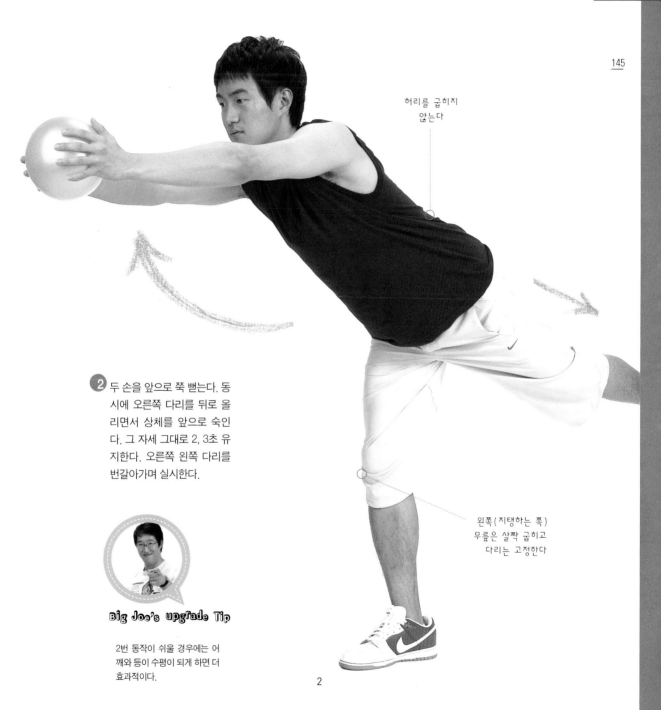

허리를 굽히지
않는다

② 두 손을 앞으로 쭉 뻗는다. 동
시에 오른쪽 다리를 뒤로 올
리면서 상체를 앞으로 숙인
다. 그 자세 그대로 2, 3초 유
지한다. 오른쪽 왼쪽 다리를
번갈아가며 실시한다.

왼쪽 (지탱하는 쪽)
무릎은 살짝 굽히고
다리는 고정한다

Big Joe's upgrade Tip

2번 동작이 쉬울 경우에는 어
깨와 등이 수평이 되게 하면 더
효과적이다.

2

4 _ 완벽한 티셔츠 피트니스

몸에 꼭 맞는 상큼한 레몬색 티셔츠를 샀다. 그런데 거울에 비친 뒷모습을 보고 충격을 받았다. 어깨, 팔 뒤쪽, 허리가 어찌나 물렁물렁, 울퉁불퉁해 보이는지! 이 운동은 일상에서 잘 쓰지 않는 어깨 뒤쪽과, 팔 위쪽 등 위쪽 근육을 강화해, 매력적인 뒷모습을 만든다. 근육의 움직임을 느끼면서 운동해 보자. 10~15회 실시한다.

SET 10~15회

【 운동부위 : 어깨 뒤쪽, 팔 위쪽, 등 위쪽 】

1 두 발은 엉덩이 넓이만큼 벌린다. 상체는 숙이고, 무릎을 구부린다. 두 손은 페트병을 잡고 허벅지 옆에 둔다. 손등은 앞을 향한다.

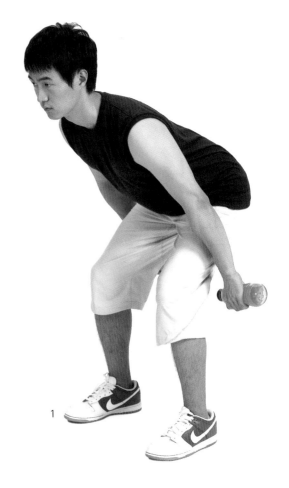

1

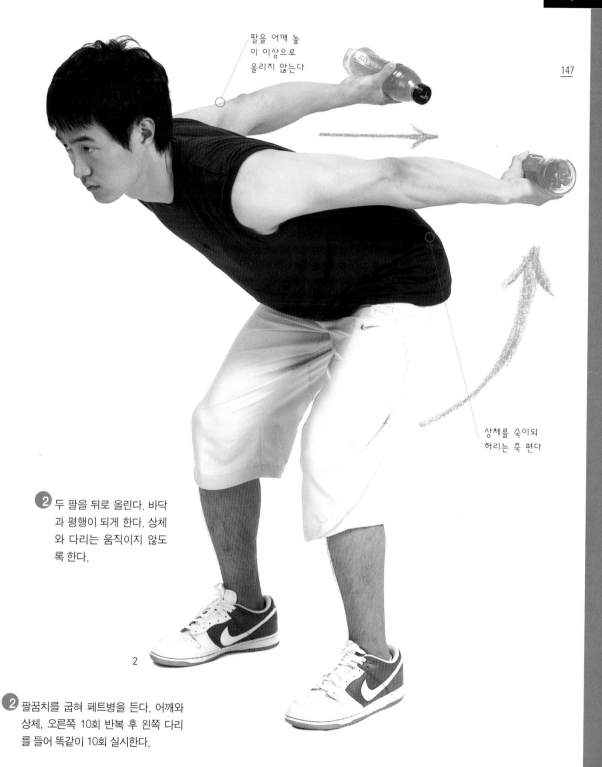

팔을 어깨 높
이 이상으로
올리지 않는다

상체를 숙이되
허리는 쭉 편다

② 두 팔을 뒤로 올린다. 바닥
　과 평행이 되게 한다. 상체
　와 다리는 움직이지 않도
　록 한다.

2

② 팔꿈치를 굽혀 페트병을 든다. 어깨와
　상체, 오른쪽 10회 반복 후 왼쪽 다리
　를 들어 똑같이 10회 실시한다.

5 _ 팔 다리 멀티태스킹 피트니스

　팔 앞쪽, 허리, 허벅지를 한꺼번에 해결하는 멀티태스킹 운동! 같은 시간에 여러 부분을 운동할 수 있는 장점이 있다. 아령을 들고 내리는 시간은 여유 있게 1초 정도가 좋다. 다리와 팔 근육의 움직임을 하나하나 느끼고 허리와 다리를 안정적으로 유지하자. 왼쪽, 오른쪽 다리 각각 10회, 총 20회 실시한다.

SET 왼쪽·오른쪽 각 10회

[운동부위 : 팔 앞쪽, 허리, 허벅지]

1 오른쪽 다리를 들어 발을 바닥에서 뗀다. 두 손은 페트병을 잡고 팔꿈치를 45도 정도로 굽힌다.

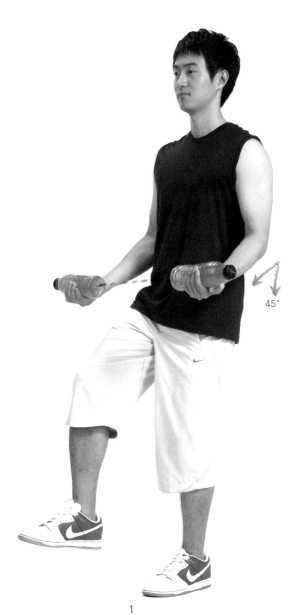

45°

1

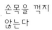

손목을 꺾지
않는다

허리를 굽히지
않는다

오른쪽(지탱하는 쪽)
무릎을 살짝 굽혀야
안정적이다

Big Joe's upgrade Tip

2번 동작에서 양손에 든 생수
병이 서로 연결되어 있다고 생
각하고 생수병 사이 간격을 일
정하게 유지하라. 인중까지 끌
어올려주면 더 효과적이다.

2

6 _ 팔 뚝 살 퇴 치 피 트 니 스

　흔들리는 팔 뒤쪽 살만큼 골치 아픈 것도 없을 것이다. 팔 뒤쪽은 활동량이 적기 때문에 근육이 적고, 그만큼 지방 연소도 더디기 때문. 같은 부피의 몸이라도 살보다 근육이 있으면 훨씬 날씬해 보인다는 것을 아는가? 이 동작은 소파, 의자를 활용해 틈틈이 팔 뒤쪽 근육(삼두근)을 탄력 있게 만들 수 있다. 1주일만 꾸준히 해도 날렵해진 팔의 선을 눈으로 확인할 것이다. 20회 실시한다.

SET 20회 〔 운동부위 : 팔 뒤쪽 〕

① 손을 어깨 넓이로 벌려 소
파나 의자 끝을 잡는다.
다리는 앞으로 쭉 뻗어 무
릎을 살짝 굽힌다.

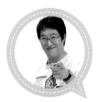

Big Joe's upgrade Tip

이 동작을 할 때는 의자의 끝면
과 몸이 닿게 하면서 올리고 내
려야 한다. 만일 의자와 몸 사이
가 벌어지면 어깨 관절에 무리
가 가서 통증을 느낄 수 있다.

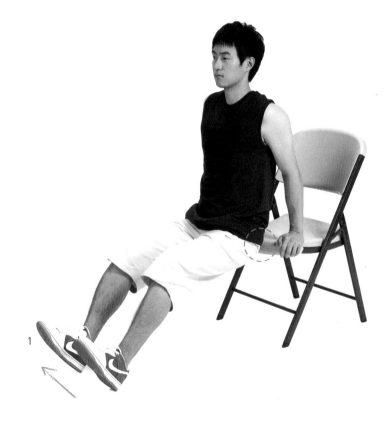

1

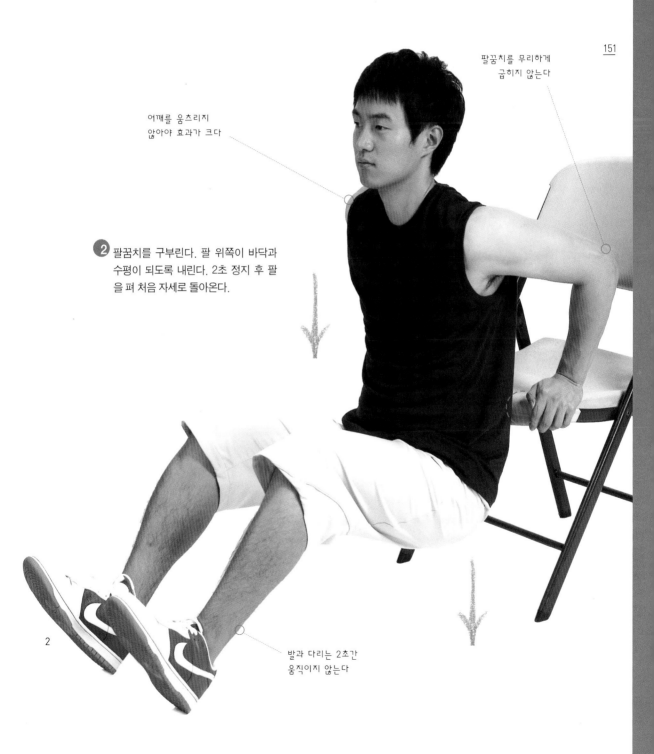

팔꿈치를 무리하게
굽히지 않는다

어깨를 움츠리지
않아야 효과가 크다

2 팔꿈치를 구부린다. 팔 위쪽이 바닥과
수평이 되도록 내린다. 2초 정지 후 팔
을 펴 처음 자세로 돌아온다.

발과 다리는 2초간
움직이지 않는다

2

7 _ 가슴 키우기 피트니스

기본으로 돌아가라! 팔굽혀펴기는 도구 없이 가슴과 팔 뒤쪽(삼두근)을 단련할 수 있는 가장 효과적인 운동이다. 가슴을 키우고 싶은 남성, 여성 모두에게 꼭 필요한 운동이다. 이 자세가 힘들면 바닥에 무릎을 대도 좋다. 10~15회 실시한다.

SET 10~15회 〔운동부위 : 팔 뒤쪽〕

1 엎드려서 손은 어깨 넓이보다 약간 넓게 벌린다. 허리를 굽히고 엉덩이를 위로 올려 몸이 아치가 되도록 한다.

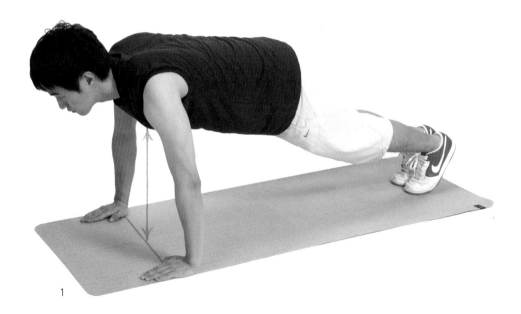

1

② 팔꿈치를 굽힌다. 팔은 바깥으로 45도 벌린다.
가슴 또는 배가 땅에 닿지 않도록 한다.

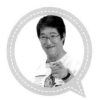

Big Joe's upgrade Tip

엄지손가락 사이에 가슴이 수
직으로 닿게 한다. 대개 힘들어
서 얼굴이 손가락 사이로 자꾸
숙여지면서 들어가려고 하는
데, 그럴 경우 몸이 구부정해져
서 나쁜 자세가 되므로 주의해
야 한다.

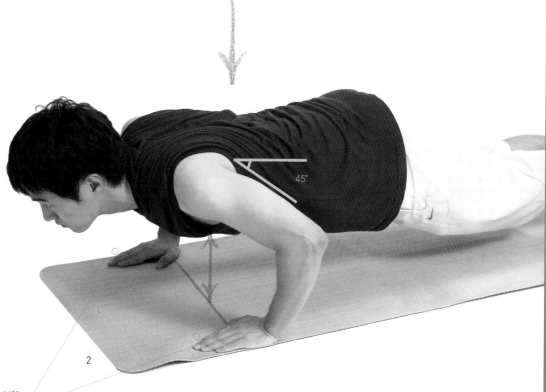

45°

2

두 손을 너무 넓게
벌리면 어깨 관절이
다칠 수 있다. 주의!

8 _ 일 석 삼 조 피 트 니 스

어깨와 팔 앞쪽, 허벅지 앞쪽을 동시에 단련하는 동작이다. 쿠션, 베개, 짐볼, 혹은 곰인형을 들어 올리면서 어깨를 단련하고, 앉으면서 허벅지와 허리, 엉덩이까지 탄탄하게 한다. 처음에는 좀 힘든 동작일 수 있지만 효과는 좋다. 여러 부분을 한꺼번에 하는 운동일수록 정확하게 움직이자. 10~15회 실시한다.

SET 10~15회

[운동부위 : 어깨, 팔 앞쪽, 허벅지 앞쪽]

1 서서 두 발을 어깨 넓이로 벌린다. 발끝을 15도 정도 바깥으로 튼다. 두 손은 쿠션을 잡는다.

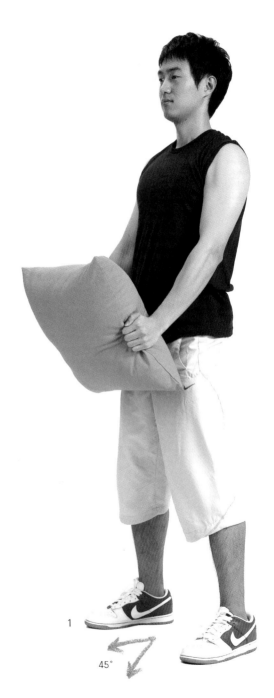

1

45°

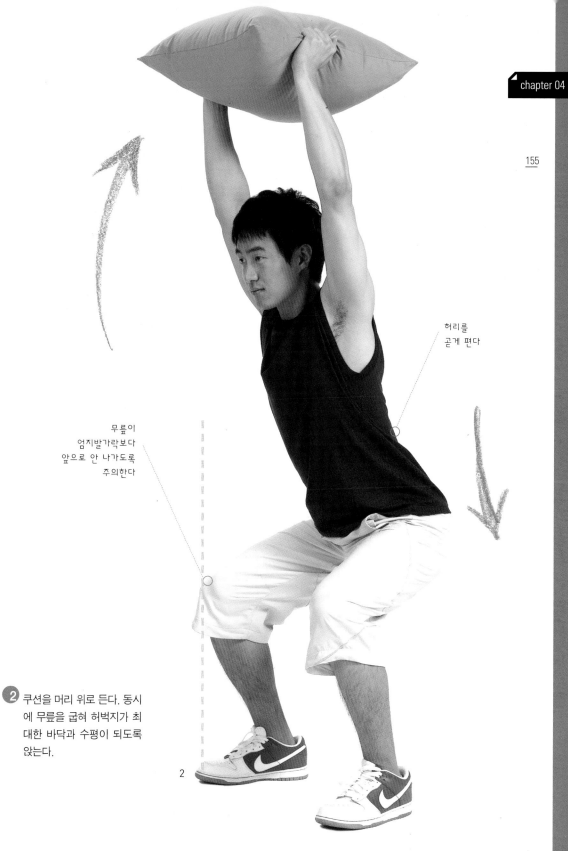

허리를
곧게 편다

무릎이
엄지발가락보다
앞으로 안 나가도록
주의한다

2 쿠션을 머리 위로 든다. 동시
에 무릎을 굽혀 허벅지가 최
대한 바닥과 수평이 되도록
앉는다.

2

9 _ 헛둘! 2박자 복부 피트니스

한때 유행했던 에어로빅의 한 동작과 비슷하지 않은가? 2박자 동안 움직이면서 복근을 만들 수 있다. 고무공, 페트병 등을 올리고 내리면서 팔과 어깨 근육을 자극하고, 다리를 위로 올리면서 복근과 옆구리가 강화된다. 댄스음악에 맞춰 신나게 움직여보자. 오른쪽 왼쪽 번갈아 총 20회 실시한다.

SET 20회

【 운동부위 : 어깨, 팔 앞쪽, 허벅지 앞쪽, 외복근 】

1 서서 두 발을 엉덩이 넓이만큼 벌린다. 공을 들고 두 팔을 머리 위로 쭉 뻗는다.

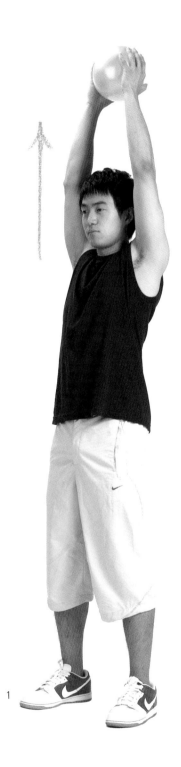

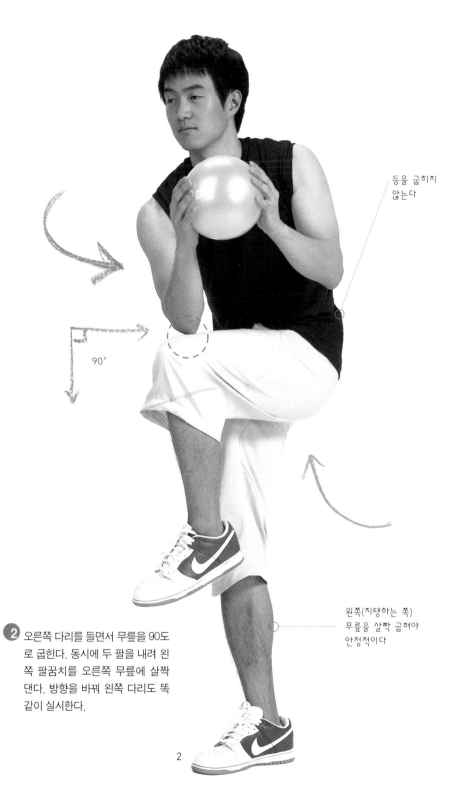

등을 굽히지
않는다

90°

왼쪽(지탱하는 쪽)
무릎을 살짝 굽혀야
안정적이다

❷ 오른쪽 다리를 들면서 무릎을 90도
로 굽힌다. 동시에 두 팔을 내려 왼
쪽 팔꿈치를 오른쪽 무릎에 살짝
댄다. 방향을 바꿔 왼쪽 다리도 똑
같이 실시한다.

2

10 _ 날아라 슈퍼맨 피트니스

슈퍼맨이 날아가는 자세 같지 않은가? 엎드려서 어깨, 등, 허리, 엉덩이 근육을 단련할 수 있고, 스트레칭과 근력 운동 효과를 동시에 볼 수 있다. 목에 빨간 스카프라도 한 장 두르면 그대로 슈퍼맨이 될 수 있는 동작이다. 5~10초간 정지하고, 오른쪽 왼쪽 번갈아 총 20회 실시한다.

SET 20회 〔운동부위 : 어깨, 등, 허리, 엉덩이〕

① 엎드려서 두 팔, 두 무릎을 바닥에 댄다.

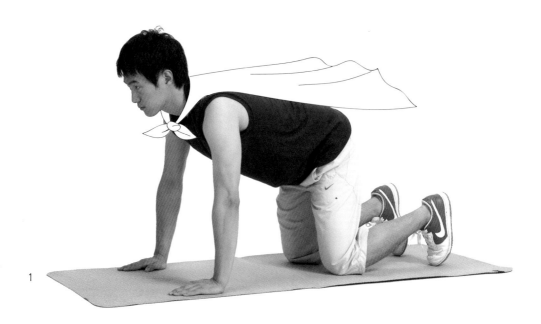

1

2 오른팔과 왼쪽 다리를 쭉 뻗어 몸통과 수직이 되게 든다.
5~10초간 정지 후 처음 자세로 돌아와 방향을 바꿔 왼팔과
오른쪽 다리로 똑같이 실시한다.

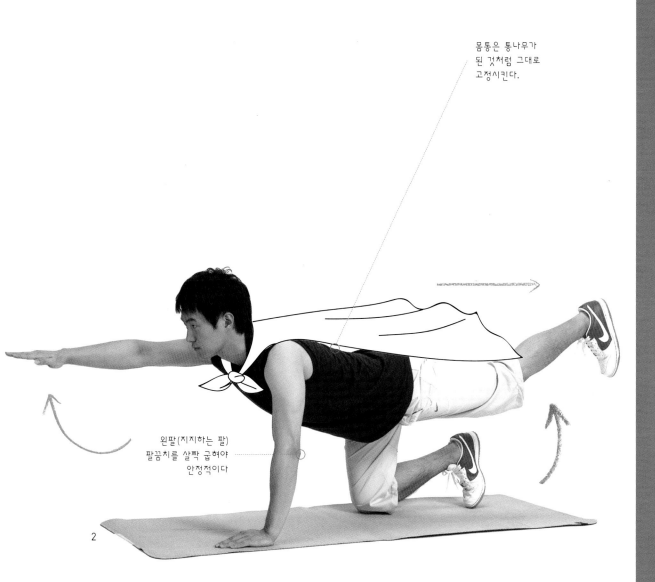

몸통은 통나무가
된 것처럼 그대로
고정시킨다.

왼팔(지지하는 팔)
팔꿈치를 살짝 굽혀야
안정적이다

2

11 _ 박수칠 때 발차기 피트니스

　램프의 요정 지니처럼 팔짱을 끼고 앉았다 일어나는 운동(스쿼트)으로, 허벅지와 엉덩이를 탄력 있게 만드는 데 최고다. 일반적인 스쿼트는 지루하고 힘들다고 하는 사람들이 많다. 이 동작은 스쿼트에 박수치기와 발차기를 집어넣어 훨씬 재미있게 운동할 수 있다. 왼쪽 오른쪽 각각 10회씩, 총 20회 실시한다.

SET 20회 〔 운동부위 : 허벅지 앞/뒤쪽, 엉덩이 〕

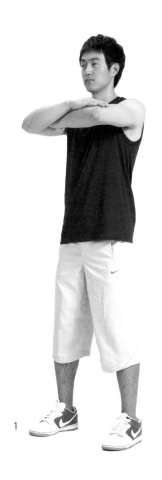

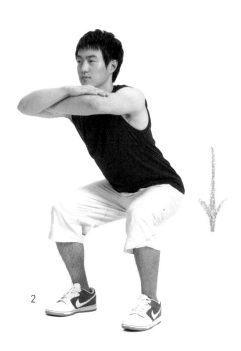

❶ 두 팔은 팔짱을 낀다. 두 발은 어깨 넓이 만큼 벌린다.

❷ 무릎을 굽혀 허벅지가 바닥과 수평이 되게 한다.

1　　　　　　　　　　2

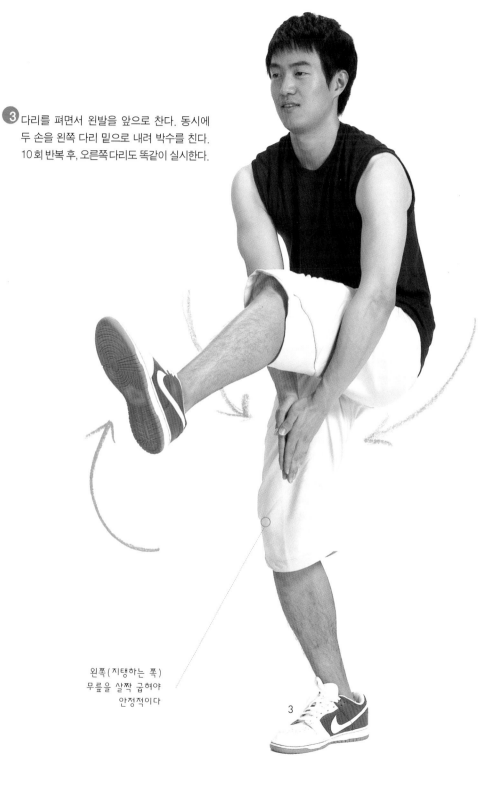

❸ 다리를 펴면서 왼발을 앞으로 찬다. 동시에
   두 손을 왼쪽 다리 밑으로 내려 박수를 친다.
   10회 반복 후, 오른쪽 다리도 똑같이 실시한다.

왼쪽 (지탱하는 쪽)
무릎을 살짝 굽혀야
안정적이다

3

12 _ 탱글탱글 엉덩이 피트니스

탱글탱글 둥근 엉덩이, 선이 살아 있는 허벅지를 다듬는 운동이다. 두 다리를 앞뒤로 벌려 한쪽 무릎을 굽히는 런지(Lunge) 동작의 변형이다. 페트병을 들고 움직이면 동작에 집중하는 데 좋고, 팔 근육도 단련할 수 있다. 엉덩이가 처지기 시작했다면 더 늦기 전에 관리해 보자. 너무 빨리 움직이면 자세가 흐트러질 수 있으므로 주의한다. 왼쪽 오른쪽 번갈아 총 20회 실시한다.

SET 20회 〔 운동부위 : 엉덩이, 허벅지 앞쪽 〕

① 서서 두 손으로 페트병을 든다. 두 발은 어깨 넓이로 벌린다.

② 왼쪽 다리를 한 발자국 앞으로 뻗어서 무릎을 굽힌다. 동시에 상체를 숙여 페트병을 왼발 위에 놓는다. 오른발은 계속 바닥에 붙이고 무릎은 자연스럽게 굽힌다. 1초 정지한 후 일어서서 발을 바꿔 오른쪽 다리로 똑같이 실시한다.

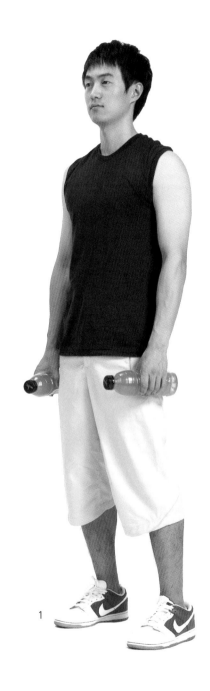

1

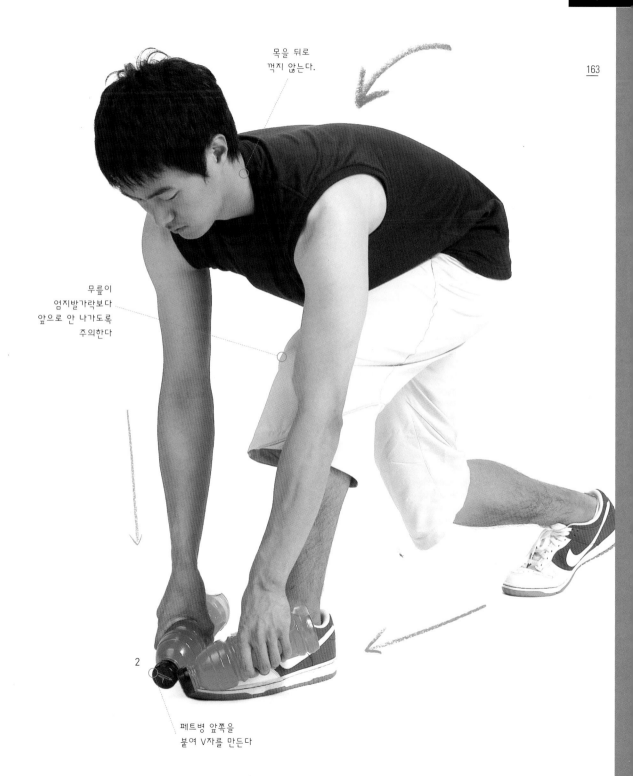

목을 뒤로
꺾지 않는다.

무릎이
엄지발가락보다
앞으로 안 나가도록
주의한다

2

페트병 앞쪽을
붙여 V자를 만든다

13 _ 직장인 맞춤
허리, 하체 피트니스

두 번째 엉덩이 운동으로, 배, 허리, 엉덩이, 다리 전체 운동을 할 수 있는 기특한 동작이다. 직장인들이 가장 많이 고민하는 배, 허리, 허벅지 근육을 한꺼번에 잡아준다. 상체를 숙이면서 배, 엉덩이가 탄탄해지고, 몸을 지탱하는 다리 전체가 단련된다. 상체의 균형을 잡는 것이 가장 중요하므로 천천히 집중해야 효과가 좋다. 왼쪽 오른쪽 번갈아 총 20회 실시한다.

SET 20회

[운동부위 : 배, 허리, 엉덩이, 다리 전체]

① 서서 두 손으로 페트병을 잡는다. 두 발은 어깨 넓이로 벌리고, 왼쪽 다리를 살짝 든다.

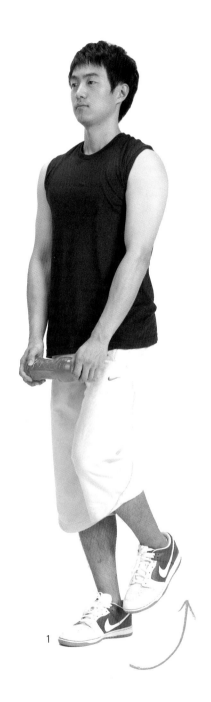

1

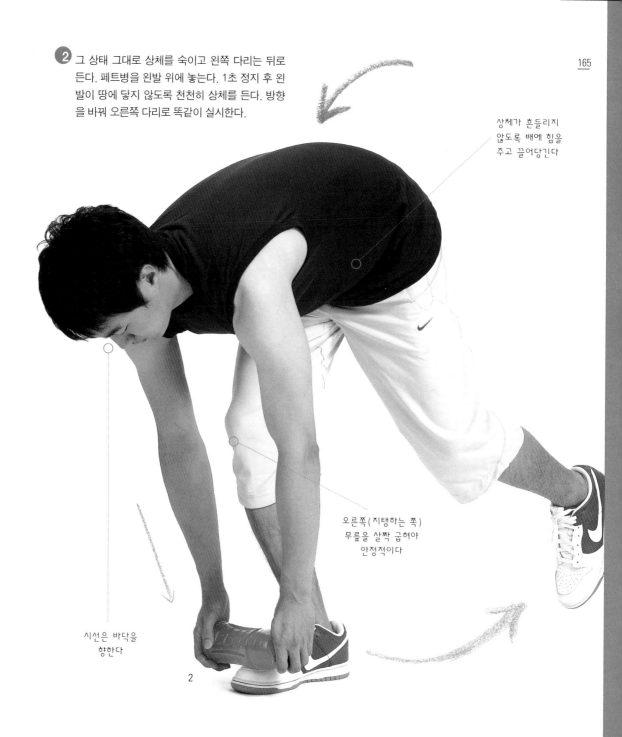

❷ 그 상태 그대로 상체를 숙이고 왼쪽 다리는 뒤로
든다. 페트병을 왼발 위에 놓는다. 1초 정지 후 왼
발이 땅에 닿지 않도록 천천히 상체를 든다. 방향
을 바꿔 오른쪽 다리로 똑같이 실시한다.

상체가 흔들리지
않도록 배에 힘을
주고 끌어당긴다

오른쪽(지탱하는 쪽)
무릎을 살짝 굽혀야
안정적이다

시선은 바닥을
향한다

2

14 _ 뱃 살 따 위 필 요 없 어 피 트 니 스 1

　　뱃살 따위 필요 없어! 20대 후반부터 뱃살이 확 불어난다고 걱정하는 사람들이 많다. 나이가 들수록 신진 대사율이 떨어져 불필요한 지방이 배에 축적되기 때문이다. 복근 운동만으로 뱃살이 빠지는 것은 아니지만, 복근이 탄탄하면 지방이 빨리 연소되어 유산소 운동만 했을 때보다 더 빨리 날씬해진다. 이 동작은 배 아래쪽 근육을 탄탄하게 해준다. 허리가 약한 사람은 허리, 다리를 들 때 천천히, 조금씩 움직인다. 15~20회 실시한다.

SET 15~20회　〔 운동부위 : 배 아래쪽 〕

1 누워서 두 발 사이에 쿠션(또는 베개, 짐볼)을 끼운다. 두 다리를 45도로 든다. 손은 배 위에 올린다.

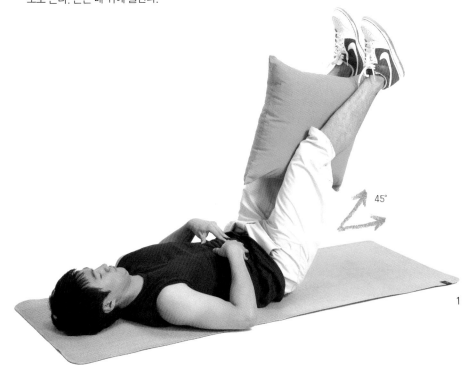

45°

1

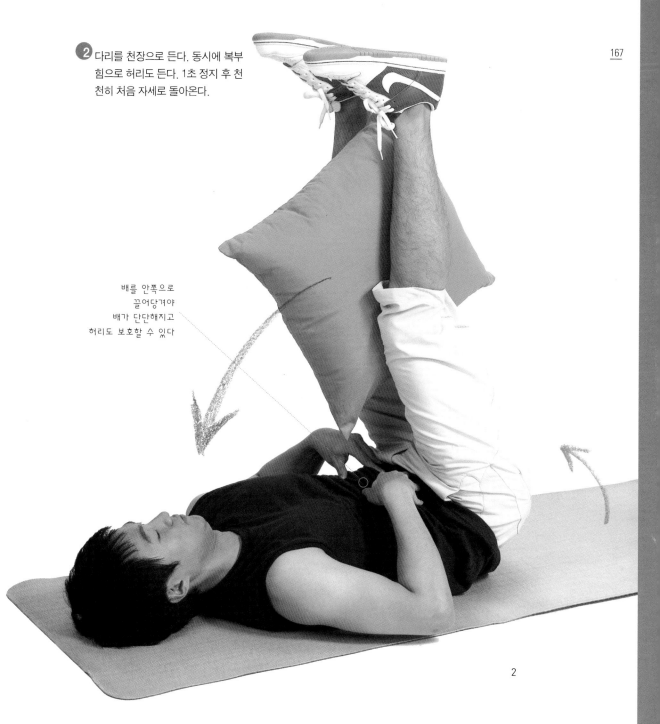

2 다리를 천장으로 든다. 동시에 복부
힘으로 허리도 든다. 1초 정지 후 천
천히 처음 자세로 돌아온다.

배를 안쪽으로
끌어당겨야
배가 단단해지고
허리도 보호할 수 있다

2

15 _ 뱃살 따위 필요 없어 피트니스 2

이번에는 다리를 든 채로 상체를 일으켜보자. 이 동작은 배 위쪽을 탄탄하게 단련시킨 동작이다. 다리를 들고 움직이면 허리가 바닥에서 뜨지 않기 때문에 안정적으로 운동할 수 있다. 상체를 너무 많이 올리려고 하지 말고 윗배 근육에 확실히 자극이 가도록 한다. 15~20회 실시한다.

SET 15~20회 〔운동부위 : 배 위쪽, 배 아랫쪽, 배 옆쪽 〕

1 두 발 사이에 쿠션을 끼우고 다리를 든다. 다리는 바닥과 수직이 되게 한다. 손은 귀 위에 둔다.

2 머리, 목, 어깨를 든다. 두 팔꿈치가 무릎에 닿을 정도로 상체를 든다. 다리는 움직이지 않는다.

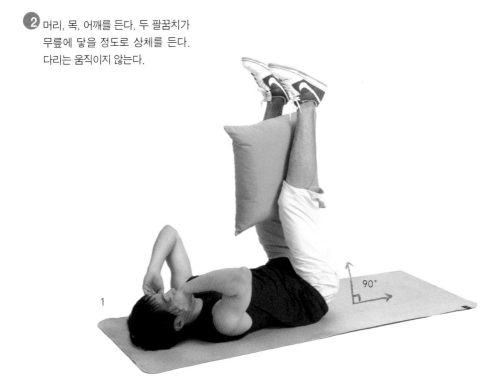

1

169

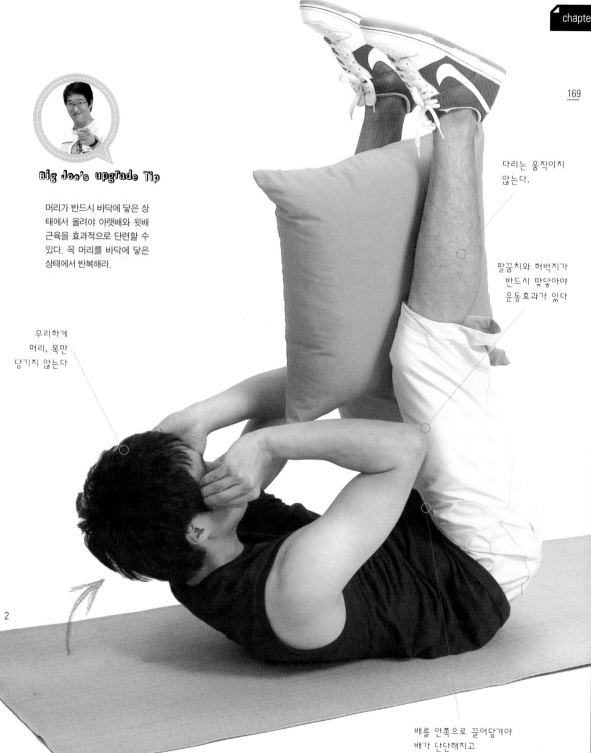

다리는 움직이지
않는다.

팔꿈치와 허벅지가
반드시 맞닿아야
운동효과가 있다

Big Joe's upgrade Tip

머리가 반드시 바닥에 닿은 상
태에서 올려야 아랫배와 윗배
근육을 효과적으로 단련할 수
있다. 꼭 머리를 바닥에 닿은
상태에서 반복해라.

무리하게
머리, 목만
당기지 않는다

2

배를 안쪽으로 끌어당겨야
배가 단단해지고
허리도 보호할 수 있다

16_No. 4 피트니스

배 전체, 옆구리, 허벅지 근육을 동시에 자극할 수 있다. 두 다리를 겹쳐 4자를 만들면 한쪽 다리의 무게 덕분에 아래쪽 다리 근육이 탄탄해진다. 또 다리를 들어 올리면서 옆구리, 복부 아래쪽 근육도 단련된다. 누워서 TV를 보면서 하루에 15회씩만 해보자. 1주일 뒤면 물렁한 뱃살대신 단단한 복근이 느껴질 것이다. 오른쪽 왼쪽 각각 10회씩, 총 20회 실시한다.

SET 20회 〔 운동부위 : 배 전체, 옆구리, 허벅지 〕

① 왼쪽 발목을 오른쪽 무릎 위로 올려 4자를 만든다. 오른쪽 다리는 45도 각도로 든다. 머리와 어깨도 든다.

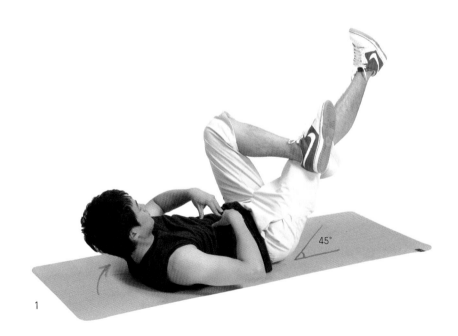

1

45°

2 다리를 들어 오른쪽 다리가 바닥과 수직이 되도록 세운다. 1초 정지 후 처음 자세로 돌아간다. 다리를 바꿔 똑같이 실시한다.

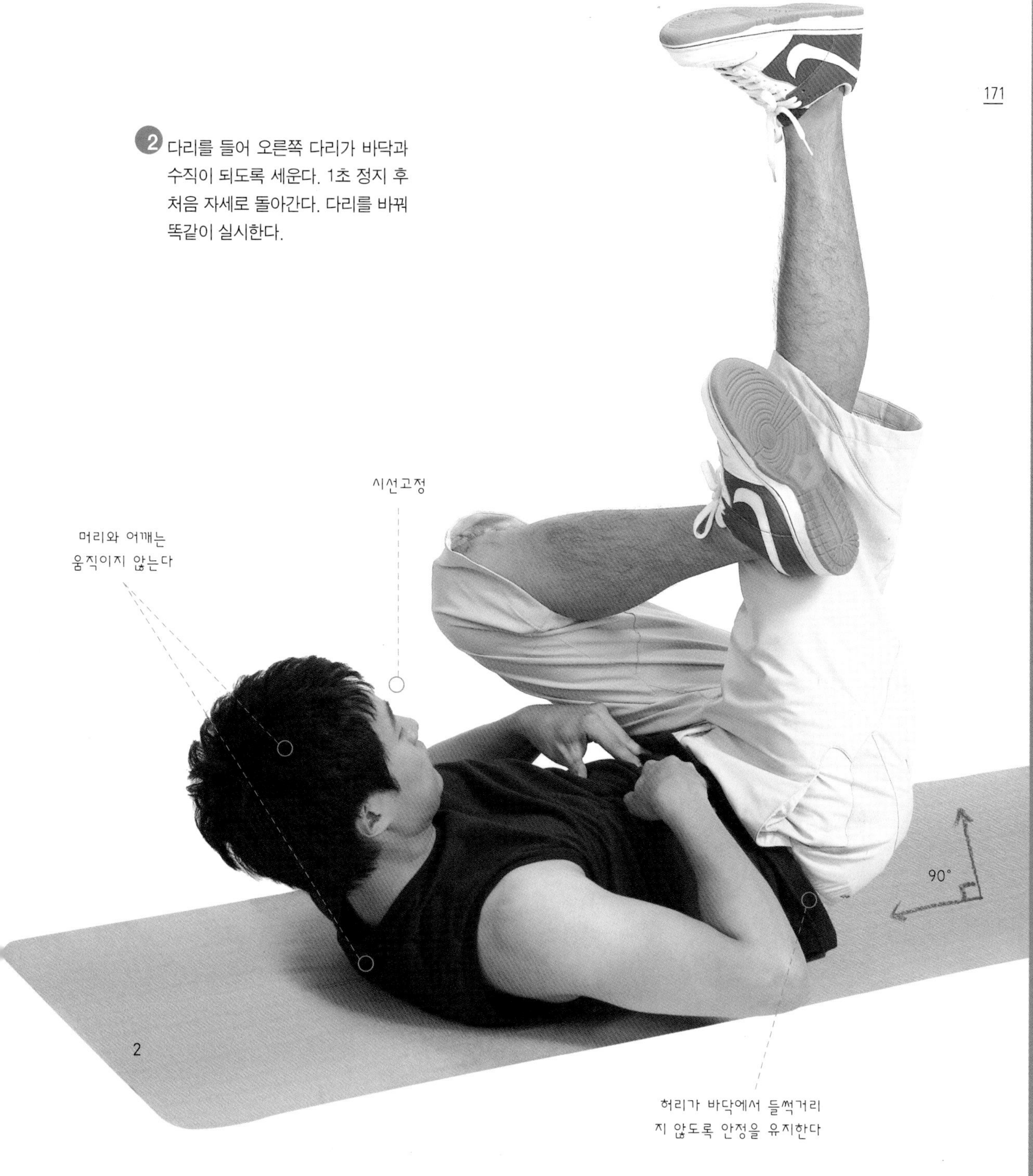

시선고정

머리와 어깨는
움직이지 않는다

90°

2

허리가 바닥에서 들썩거리
지 않도록 안정을 유지한다

17 _ 인 어 공 주 옆 구 리 피 트 니 스

우아하게 옆으로 누운 인어공주의 쏙 들어간 옆구리를 만들 수 있는 동작이다. 옆구리도 군살이 찌기 쉬운 부분이므로, S라인에 욕심내는 여성일수록 옆구리 근육을 탄탄하게 만들자. 탄탄한 허리를 부러워하는 남성들에게도 추천한다. 오른쪽 왼쪽 각각 10회씩, 총 20회 실시한다.

SET 20회 〔 운동부위 : 옆구리, 허벅지 옆쪽 〕

1 다리 사이에 쿠션을 끼우고 옆으로 눕는다. 머리, 목은 척추와 일자가 되도록 왼손은 귀 위에 두고, 오른손은 바닥을 짚는다.

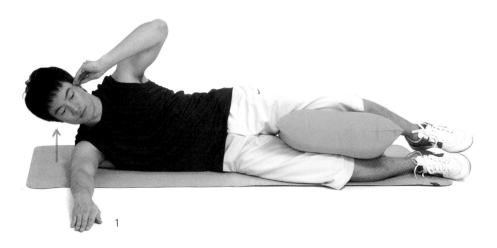

1

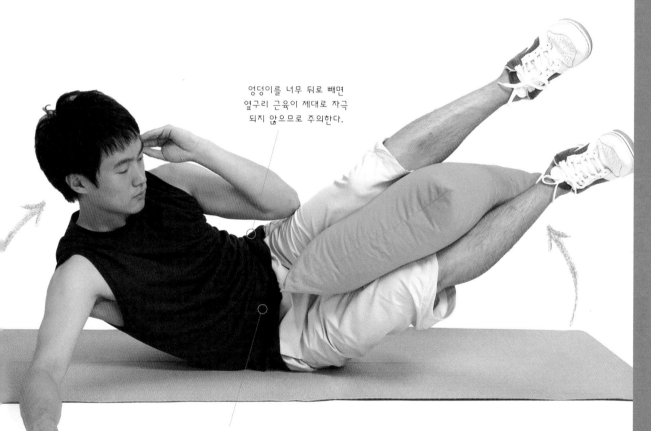

2 상체와 다리를 동시에 들어 V자를 만든다. 오른팔은 움직이지 않는다.
왼쪽 팔꿈치가 왼쪽 허벅지에 닿도록 한다. 1초 정지 후 처음 자세로
돌아온다. 10회 반복 후 방향을 바꿔 똑같이 실시한다.

엉덩이를 너무 뒤로 빼면
옆구리 근육이 제대로 자극
되지 않으므로 주의한다.

2

배를 안쪽으로 끌어당겨야
배가 단단해지고
허리도 보호할 수 있다.

18 _ 질투유발 아랫배 피트니스

작은 고무공을 다리 위, 아래로 돌리는 동안 배 아래쪽과 허벅지 근육을 단련하는 동작이다. 공이 10번 왔다 갔다 하는 동안 당신의 아랫배와 허벅지는 친구의 질투를 불러일으킬 정도로 탄탄해질 것이다! 허리가 약한 사람은 허리 뒤에 쿠션을 받쳐서 무리가 가지 않도록 한다. 15~20회 실시한다.

SET 15~20회 〔운동부위 : 등, 허리, 배 아래쪽, 허벅지〕

1 앉아서 상체를 45도 뒤로 젖힌다. 두 다리를 들어 정강이가 바닥과 수평이 되도록 한다. 손은 고무공을 든다. 고무공이 없으면 휴지, 베개, 책 등을 대신 사용해도 상관없다.

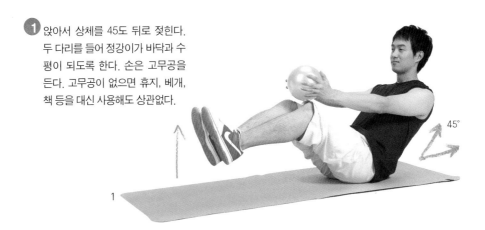

45°

1

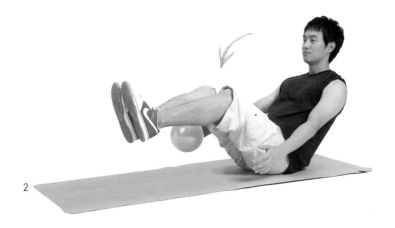

2

② 고무공을 무릎 아래, 위로 돌리면서
　원을 그린다.

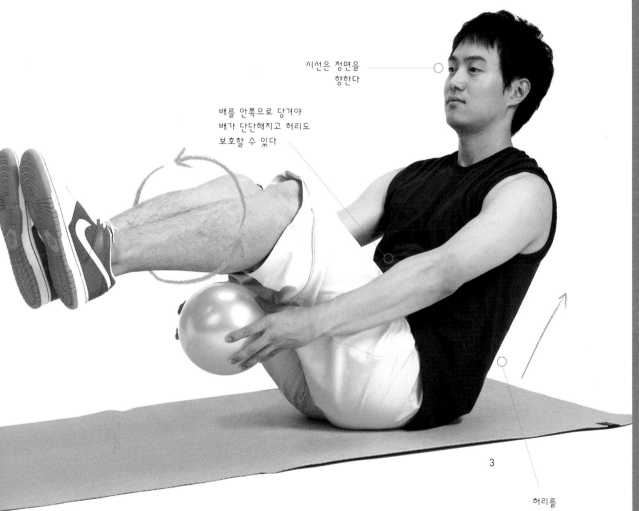

시선은 정면을
향한다

배를 안쪽으로 당겨야
배가 단단해지고 허리도
보호할 수 있다

3

허리를
곧게 편다

19 _ 허 리 가 쏙 ! 트 위 스 트 피 트 니 스

　　TV를 보면서 슬슬 할 수 있는 동작이다. 고무공, 짐볼, 베개, 쿠션 등 부피 있는 것을 들고 허리를 비틀면서 재미있게 옆구리 근육을 단련할 수 있다. 공을 확실하게 바닥에 찍어야 옆구리가 완전히 자극이 된다. 공을 더 멀리 놓을수록, 두 다리를 바닥에서 살짝 띄울수록 운동효과가 더 커진다. 20회 실시한다.

SET 　20회 〔운동부위 : 옆구리〕

1 앉아서 공을 잡는다. 상체는 뒤로 45도 젖힌다. 공이 없으면 배개, 쿠션 등을 사용해도 좋다.

허리를
곧게 편다

45°

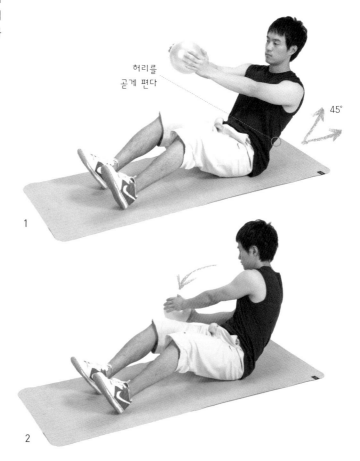

1

2

② 상체를 그대로 유지한 채 공을 오른쪽 옆구리 옆에 놓는다. 다시 허리를 틀어 공을 왼쪽 옆구리 옆에 놓는다.

Big Joe's upgrade Tip

2번 동작에서 한 단계 업시키려면, 양쪽 다리를 들고 한다. 그리고 바닥과 등 사이의 기울기를 45도, 30도, 20도로 낮춰주면 더 효과적이다.

공을 멀리 놓을수록 허리가 더 날씬해진다

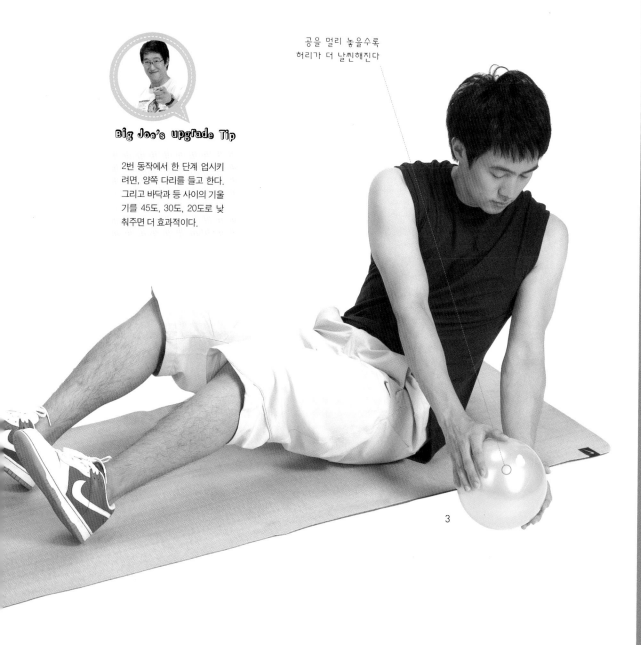

3

20 _ X맨 피트니스

머리 위부터 발끝까지 커다란 X를 그리는 동작이다. 움직임의 반경이 커서 전신운동이 되고, 특히 외복부 살이 빠지고 날씬해진다. 또한 다리를 살짝 굽히면서 허벅지도 탄탄해진다. 무엇보다 활동적이고, 재미있고, 팔부터 다리까지 다양한 근육이 강화된다. 너무 빨리 움직여서 허리가 다치지 않도록 주의한다. 왼쪽 오른쪽 교대로 총 20회 실시한다.

SET 20회 【 운동부위 : 외복부, 팔, 다리 】

❶ 두 발을 어깨 넓이만큼 벌리고 무릎을 살짝 굽힌다. 오른발 옆에 쿠션을 놓고 두 손으로 잡는다.

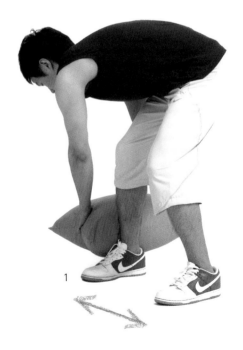

1

계속 쿠션을 보며
움직인다

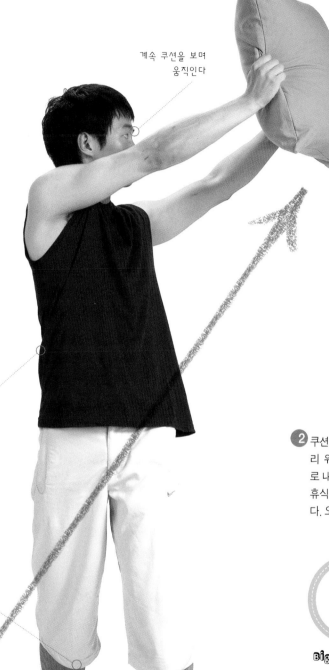

옆구리 부위에
힘이 느껴져야 한다

다리는 그대로
고정시킨다

2

2 쿠션을 사선으로 들어 왼쪽 머리 위로 올린다. 쿠션을 아래로 내려 왼발 옆에 놓는다. 1초 휴식 후 오른쪽 머리 위로 든다. 오른쪽도 똑같이 실시한다.

Big Joe's upgrade Tip

쿠션을 곡선으로 들어올리지 말고 대각선으로 곧게 들어올려야 옆구리에 힘이 들어가면서 살이 빠지고 허리가 날씬해진다.

3. 운동하기 싫을 때, 당신의 운동 에너지를 깨워줄 Tip 10

'운동 하기 싫어! 피곤하고 귀찮아!' 라는 악마의 유혹이 찾아올 때가 있다. 당신은 그 유혹에 지고 말 것인가, 아니면 고비를 넘어 목표를 향해 앞으로 나갈 것인가? 이럴 때는 당근과 채찍 전략이 절실하다. 목표를 향한 치열한 노력이 채찍이라면, 당근은 무엇이 될까? 바로 운동을 지속하게 도와주는 동기부여 도구가 될 것이다.

'한다면 한다' 는 혼자 의지로 모든 것이 해결되면 좋겠지만, 혼자만의 의지로 100% 실천한다는 것은 힘들다. 그래서 다이어트를 할 때도 주변 사람들에게 알리는 등 여러 가지 방법을 쓰지 않는가?

▶▶ "저는 혼자서 운동하면 심심해서 몇 번 하고 그만둬버려요. 그런데 마음 맞는 친구랑 같이 하면 수다 떠는 재미에 1시간도 금방 지나가요. 서로 운동하겠다는 약속을 지키도록 시간대를 잘 맞추고, 약속을 어겼을 경우 밥을 산다든지 규칙을 정하면 좋아요."   27세, 윤혜영

사람마다 '운동을 해야겠다!' 고 자극을 받는 계기가 다를 것이다. 다음에서 이것저것 활용해 보고 자신에게 맞는 것을 선택하라. 여기에서 소개한 것 외에 당신만의 동기부여 방법을 찾으면 더욱 좋을 것이다.

01 ▶ 신나는 음악_자기가 좋아하는 음악을 mp3
등에 담는다

02 ▶ 새 운동복 또는 운동화_새로 운동하는 기분
을 내기 위해 적절한 투자는 필요하다. 기능적
인 측면, 안전 등을 위해서도 중요하다.

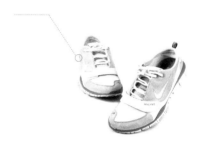

03 ▶ 실외 운동_헬스클럽 등 실내에서 운동하는
것이 답답하다면 동네 놀이터, 강가 등 탁 트
인 야외로 나가보자.

04 ▶ 동료_친구, 애인, 가족 등 같이 할 수 있는 사
람이 있으면 서로 격려하고 경쟁할 수 있다.

05 ▶ 나에게 주는 상_1주일, 1개월 등 목표를 세
워서 완료했다면 수고한 나에게 선물을 주
자. 다이어트 중이었다면 하루쯤은 달콤한 케
이크를 먹으러 갈 수 있다. 또는 사고 싶었지
만 망설이다가 못 샀던 물건을 목표로 두고
'운동을 끝내면 사고 말테다' 라고 결심하는
것도 좋다.

06 ▶ 기록일지_달력, 다이어리 등 한 칸 한 칸 채워
가는 재미가 쏠쏠하다. 꼼꼼히 기록할수록 스
스로 칭찬할 것도, 반성할 것도 많아질 것이다.

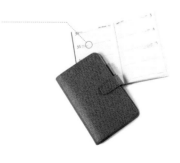

07 ▶ 멋진 사진_닮고 싶은 연예인, 모델의 사진을
붙여놓고 자신의 모습을 대입하라. 운동하기
싫을 때는 사진을 보면서 다시 자극을 받을 수
있다. 다이어트를 한다면 냉장고에 아름다운

모델의 사진을 붙여놓는 것은 어떨까? 아마 식욕이 싹 사라질 것이다.

08 ▶ 미래의 나의 모습_운동을 한 후에 변화된 멋진 나의 모습을 상상한다. 최상의 컨디션, 날씬하고 탄력 있는 몸매, 적당히 근육 잡힌 몸 등 자신의 이상적인 모습을 상상하고 그때의 환상적인 기분을 떠올린다. '아 내가 그렇게 변하면 얼마나 멋질까' 라고 생각하며 달콤한 상상을 해보자. 운동을 하기 싫을 때마다 이상적인 나의 모습을 수시로 떠올리면 다시 한 번 정신이 번쩍 들 것이다.

09 ▶ 잘 보이게 하자_벽, 책상 위 등 잘 보이는 곳에 운동 동작을 붙여놓자. 바빠서 운동하는 것을 잊어버리다가도 눈에 띌 때마다 틈틈이 움직일 수 있을 것이다.

❝화장실에도 아령이 있으면 좋겠다❞

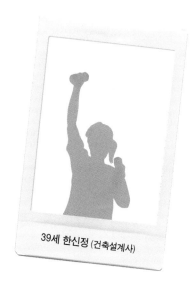

39세 한신정 (건축설계사)

건축 설계회사에서 야근과 철야는 피할 수 없는 일상이다. 점심이나 저녁식사를 거를 때도 많고, 잠들고 일어나는 시간도 항상 불규칙하다. 이처럼 생활이 뒤죽박죽이니 항상 피곤에 찌들어 있고, 움직임조차 적으니 살이 찌는 것은 불 보듯 뻔한 일이다. 그래도 나름 살을 빼보려고 헬스클럽에서 운동을 해본 적도 여러 번 있었다. 하지만 지겨워서 '빨리 1시간이 지나갔으면!' 하며 시계만 수십 번 쳐다보다 돌아오곤 했다. 그것도 고작 1~2개월 하다가 포기하곤 했지만 말이다.

　그러나 정주호 트레이너에게 운동을 배운 후부터는 놀라운 변화의 연속이었다. 살이 빠지는 것은 물론이고, 운동을 고통스럽게만 여겼던 내 생각이 180도 확 바뀐 것이다. 그와 운동할 때는 헬스기구 대신 운동소품, 예를 들어 아령과 짐볼을 활용한다. 사실 이마저도 없이 맨몸으로 움직일 때도 많다. 효과가 있느냐고? 물론이다. 내가 해본 어떤 헬스클럽 운동보다 살 빼는 데, 몸 만드는 데 최고의 효과가 있다. 그와 함께 1시간 40분 정도 운동을 하는데, 지루하기는커녕 깔깔깔 웃으면서 시간 가는 줄 모른다. 또 하나 정 트레이너의 특징은 운동하는 내내 이 동작을 하면 뱃살이 확 빠진다든지, 이 고비만 넘기면 환상의 S라인을 만들 수 있다든지 등의 코멘트를 빠뜨리지 않는다는 점이다. 그리고 그가 알려주는 운동 동작들은 하나 같이 참 쉽다. 그렇다고 결코 힘이 안 든다는 뜻은 아니다. 운동을 하다 보면 코에 땀이 송글송글 맺히니까 말이다.

　또한 재미있으니까 집이나 회사에서도 따라하게 된다. 집에서 TV를 보거나, 회사에서 컴퓨터 작업을 하다가, 심지어 화장실에서도 운동을 한다. '화장실에 아령이 있으면 좋겠다'는 생각까지 하게 된다. 친구와의 약속 장소도 바뀌었다. 커피숍에서 만나 수다를 떨기보다는 헬스클럽에서 만나자고 해서 운동을 하며 이야기를 나누곤 한다. 또 바람을 쐬고 싶을 땐 근처 공원으로 불러내 함께 걸으면서 이야기한다. 처음에는 낯설어하던 친구들도 이제는 스스로들 알아서 운동화를 챙겨오고 '오늘은 어느 공원으로 가?' 하며 앞장서곤 한다. 기존에 가지고 있던 운동에 대한 강박관념에서 벗어나서, 운동을 생활 속으로 불러들일 수 있게 도와준 정주호 트레이너. 그의 유쾌하고도 상냥한 맞춤 프로그램을 당신에게도 추천하고 싶다.

한신정 (39세)

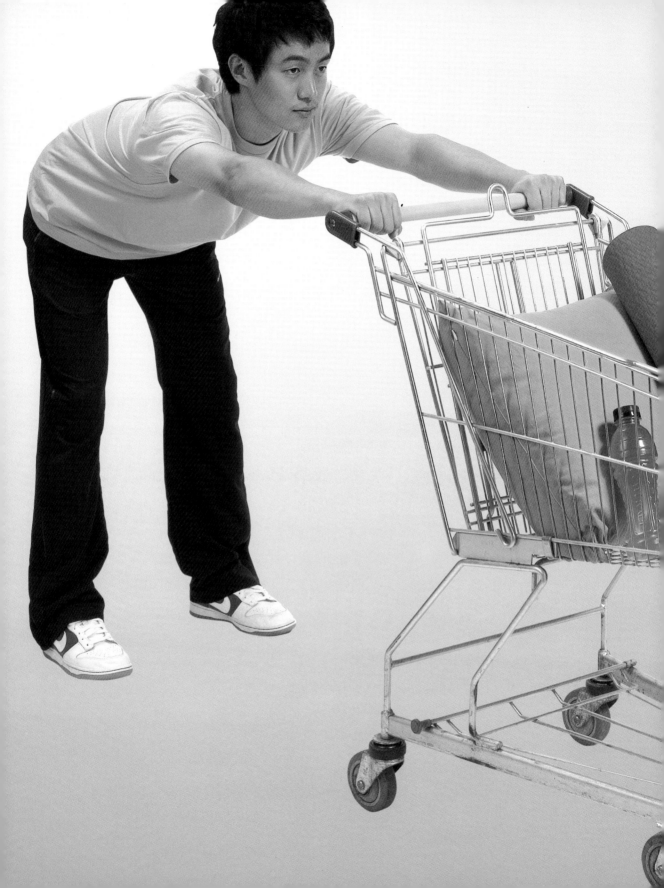

운동하지 않고도 운동이 된다!

1분 라이프 스타일 피트니스

구본수, 개인사업가 (30대, 남) >>> 체육교육을 전공했는데, 너무 무리하게 운동을 해서 수술을 세 번이나 받을 정도로 몸이 망가졌던 나는 정 트레이너를 만나 종합격투기 선수인 "추성훈 선수처럼 되고 싶다"고 농담반 진담반으로 이야기하였다. 그때 정주호 트레이너는 참 진지하게 "파이터의 강인함을 원하시는군요. 할 수 있죠. 우리 열심히 해보죠" 하고 대답했다. 나의 부상경력을 잘 알고 있는 그는 내가 절대 무리하지 않도록 주의시키면서 '다시 할 수 있다'는 자신감을 심어주었다. 수업 방식 또한 참 다양했고, 수업도 즐겁게 이끌어주었다. 목표를 달성할 수 있도록 옆에서 끊임없이 동기부여를 해주는 것도 잊지 않았다. 그야말로 그는 신뢰할 수 있는 '프로페셔널 트레이너'이다.

[1. 회사는 나의 전용 헬스클럽! – 사무실 운동]

관절운동부터 스트레칭, 몸만들기까지 회사를 나의 전용 헬스클럽으로 활용하는 방법을 소개한다. 운동으로 온몸의 피로를 시원하게 풀어보자.

1_으쓱으쓱,
의자에서 삼두박근 만들기

군살이 가장 쉽게 붙는 부분 중 하나가 팔 뒤쪽이다. 의자에 앉아서 팔걸이를 이용해 탱탱한 삼두박근을 만드는 운동으로, 여자는 날씬한 팔, 남자는 탄탄한 팔을 만드는 데 꼭 필요한 동작이다.

🕐 15~20 seconds [운동부위 : 팔 뒤쪽]

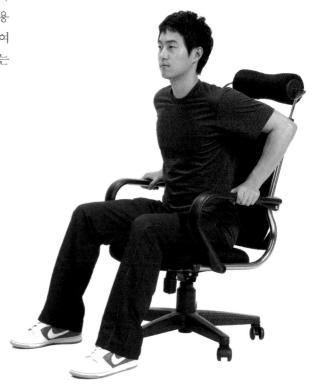

① 앉아서 의자의 양 옆 팔걸이
를 잡는다.

1

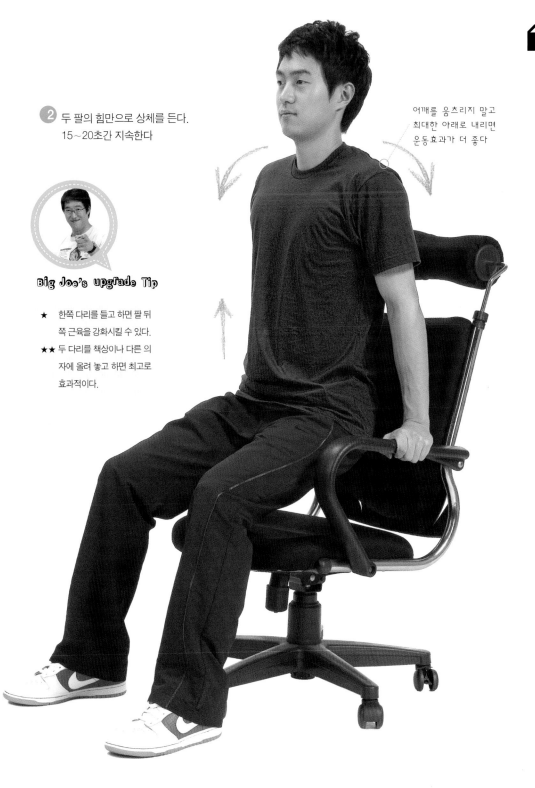

② 두 팔의 힘만으로 상체를 든다.
15~20초간 지속한다

어깨를 움츠리지 말고
최대한 아래로 내리면
운동효과가 더 좋다

Big Joe's upgrade Tip

★ 한쪽 다리를 들고 하면 팔 뒤
쪽 근육을 강화시킬 수 있다.

★★ 두 다리를 책상이나 다른 의
자에 올려 놓고 하면 최고로
효과적이다.

2_나른한 오후, 시원한 어깨
탄탄한 배 만들기

하루 종일 바쁘게 근무한 오후, 목과 어깨가 뻐근해올 시간이다. 이 동작은 직장인들이 가장 불편해 하는 목과 어깨를 시원하게 하고, 배와 허벅지는 단단하게 만드는 일석이조의 효과를 볼 수 있다. 20초간 지속한다.

↳ 20 seconds

[운동부위 : 목, 어깨, 배, 허벅지 앞쪽 등]

① 의자에서 앉아 다리를 가지런히 모은다.

② 두 손을 등받이 뒤로 모아 깍지를 낀다. 고개를 숙이고 턱을 최대한 가슴에 붙인다. 동시에 다리도 바닥과 수평이 되게 든다.

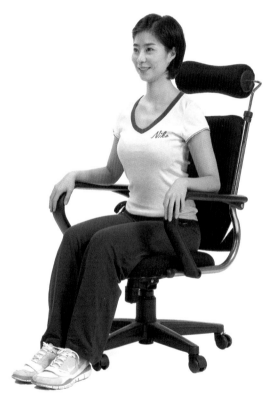

1

Big Joe's upgrade Tip

2번 동작에서 신발 끝부분을
90도로 세워주고 몸쪽으로 당
겨주면 발 뒤쪽이 확실하게 스
트레칭된다.

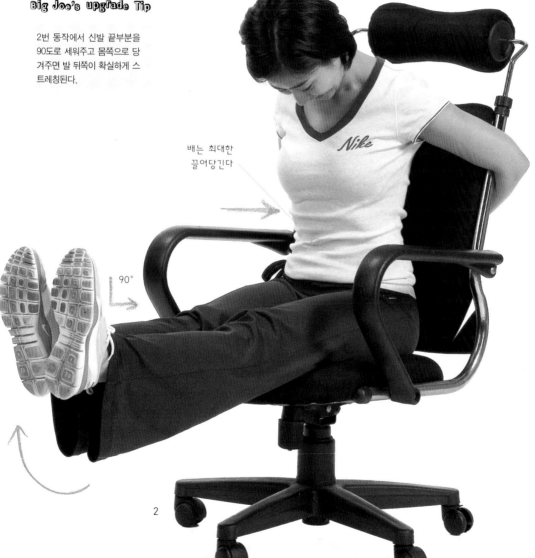

배는 최대한
끌어당긴다

90°

2

3 _ 엉덩이를 상쾌하게 하는
고관절 스트레칭

책상이나 의자를 활용한 고관절 스트레칭이다. 장시간 의자에 앉아 있다보면 골반과 엉덩이가 묵직한 느낌이 들 때가 많다. 엉덩이를 뒤로 쭉 빼면서 고관절과 허벅지 근육을 기분 좋게 늘여보자. 관절이 '뚝' 하며 움직여도 놀라지 말 것! 골반 교정에도 효과가 있기 때문이다. 오른쪽 왼쪽 교대로 10초간 스트레칭한다.

✔ 10 seconds

[운동부위 : 고관절, 엉덩이, 허벅지 뒤쪽 등]

① 다리를 앞뒤로 벌린다. 허리를 굽히고 두 손은 의자 (또는 책상) 위에 놓는다.

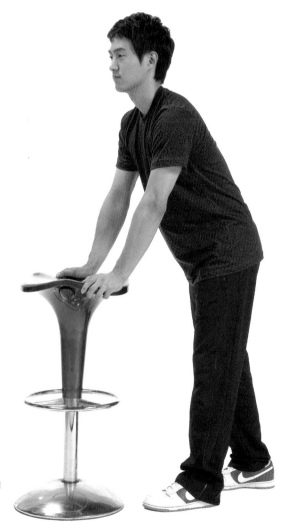

1

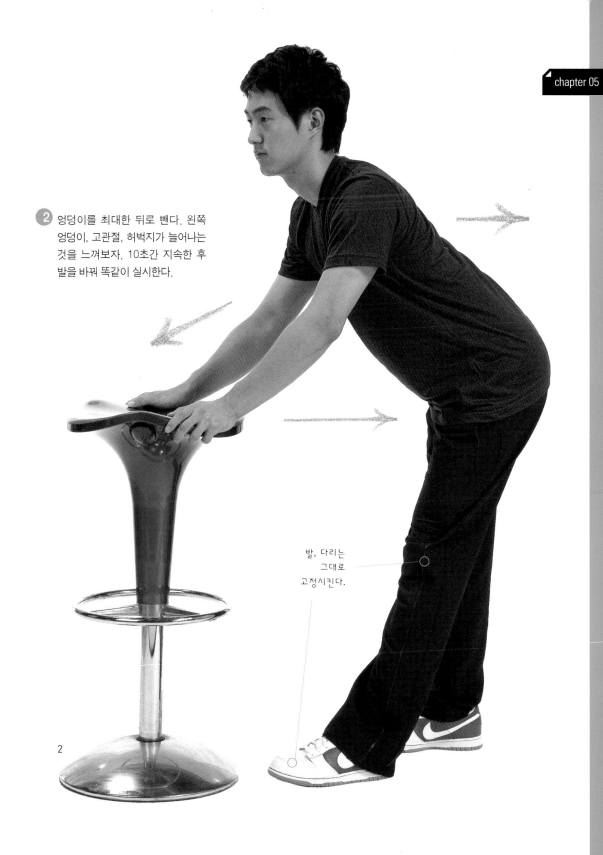

2 엉덩이를 최대한 뒤로 뺀다. 왼쪽 엉덩이, 고관절, 허벅지가 늘어나는 것을 느껴보자. 10초간 지속한 후 발을 바꿔 똑같이 실시한다.

발, 다리는 그대로 고정시킨다.

2

4 _ 복사기와 함께 춤을, 엉덩이 업 운동

복사기에 회의자료를 걸어놓고 우두커니 서 있는 시간이 많은가? 가만히 있지 말고 엉덩이가 탱탱해지는 운동을 해보자. 복사가 끝날 때까지 리듬에 맞춰 춤추듯 다리를 움직인다. 힙 업 효과가 있고 허벅지 뒤쪽도 길어진다. 왼쪽 오른쪽 3~5회 실시한다.

✔ 10 seconds

〔 운동부위 : 엉덩이, 허벅지 뒤쪽 등 〕

1 두 다리를 엉덩이 넓이로
벌리고 선다.

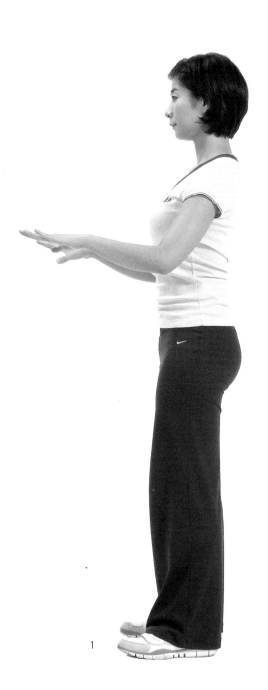

1

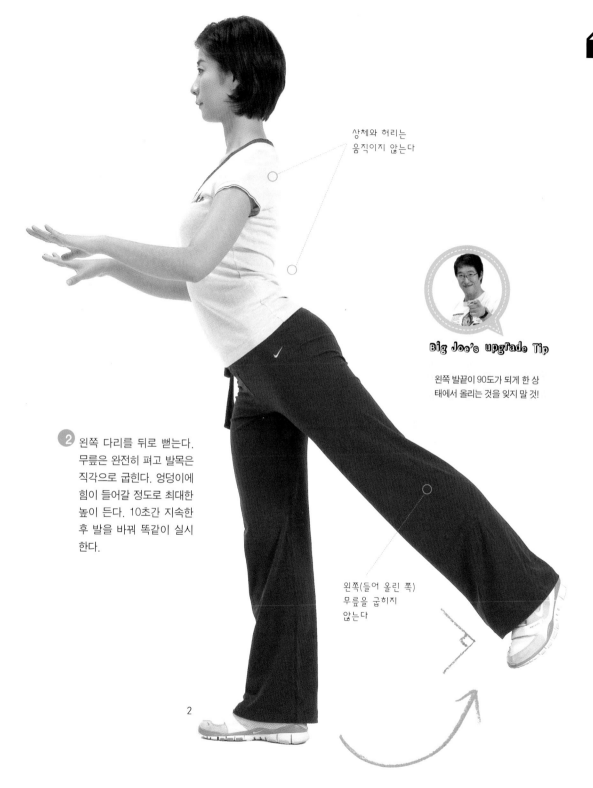

상체와 허리는
움직이지 않는다

Big Joe's upgrade Tip

왼쪽 발끝이 90도가 되게 한 상
태에서 올리는 것을 잊지 말 것!

2 왼쪽 다리를 뒤로 뻗는다.
무릎은 완전히 펴고 발목은
직각으로 굽힌다. 엉덩이에
힘이 들어갈 정도로 최대한
높이 든다. 10초간 지속한
후 발을 바꿔 똑같이 실시
한다.

왼쪽(들어 올린 쪽)
무릎을 굽히지
않는다

2

[2. 지하철, 버스 안에서도 운동한다 – 지하철, 버스 운동]

2007년 기준 직장인 평균 출퇴근 소요시간 1시간 13분, 지하철과 버스 이용자 61.6%. 지하철, 버스로 이동하는 시간을 활용하면 아무리 바빠도 1시간 운동할 수 있다. 가만히 서 있지 말고 한두 가지만 틈틈이 해보자. 효과를 장담한다!

1_ 서서 가는 것이 기다려지 는 탄탄한 팔, 다리 운동

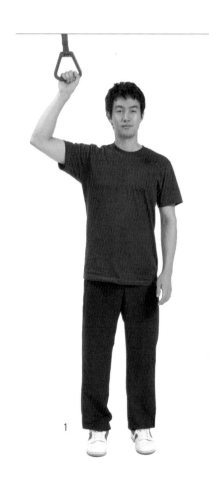

지하철, 버스의 링 손잡이를 활용하는 운동이다. 팔 위쪽, 어깨, 등, 팔 위쪽, 종아리, 발목을 한꺼번에 효과적으로 단련할 수 있는 멀티 플레이어 운동. 20초간 3~5회 반복한다.

변형동작으로, 두 손으로 손잡이를 잡고 발을 바닥에서 떼면 팔과 어깨, 등이 더욱 강화된다.

∟ 20 seconds

〔 운동부위 : 팔 위쪽, 어깨, 등, 종아리, 발목 〕

① 두 다리를 엉덩이 넓이로 벌리고 선다.

1

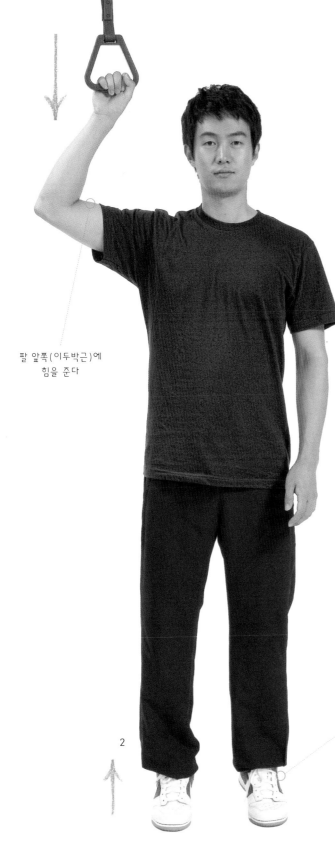

팔 앞쪽(이두박근)에
힘을 준다

2️⃣ 손잡이를 아래로 당기듯이 팔에 힘을 준다.
중심을 잡고 발꿈치를 든다.

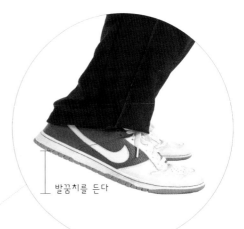

발꿈치를 든다

2

2 _ 정차역까지
섹시한 복근 만들기

한 손으로 손잡이를 잡고 섹시한 복부, 옆구리를 만드는 운동이다. 처음에는 올린 팔과 같은 쪽 다리를 든다. 오른팔과 오른쪽 다리를 들면 균형을 잡기 위해 왼쪽 옆구리가 강화된다.

다음에는 올린 팔과 반대 쪽 다리를 든다. 오른팔과 왼쪽 다리를 들면 무게중심을 잡기 위해 배 전체에 힘이 들어간다. 이때 복부의 지방연소가 가속화되고 배, 허리 근육도 발달된다. 한 동작을 15~20초 지속한다. 왼쪽 오른쪽 다리를 바꿔서 각각 3회 실시하고, 팔을 바꿔서도 똑같이 실시한다.

⌎ 15~20 seconds 【 운동부위 : 배, 옆구리 】

1 오른손으로 손잡이를 잡고 허리를 쭉 편다.

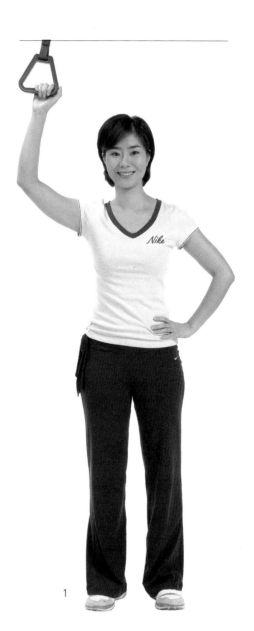

1

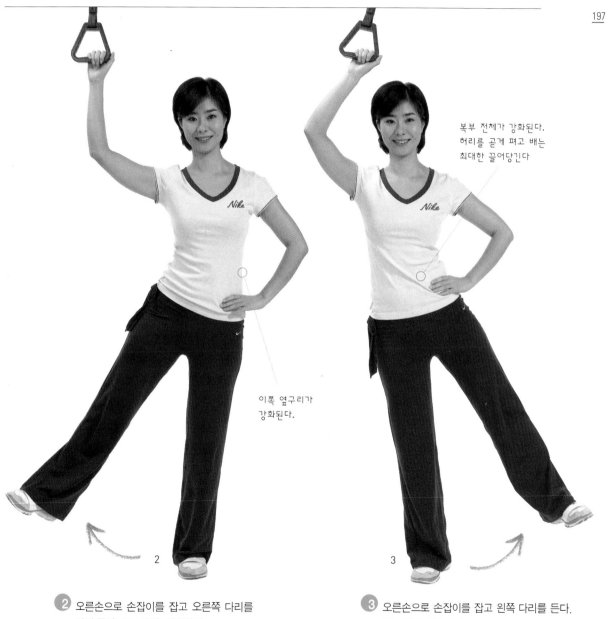

복부 전체가 강화된다.
허리를 곧게 펴고 배는
최대한 끌어당긴다

이쪽 옆구리가
강화된다.

2

3

② 오른손으로 손잡이를 잡고 오른쪽 다리를
   살짝 든다. 15~20초 지속한다.

③ 오른손으로 손잡이를 잡고 왼쪽 다리를 든다.
   15~20초 지속한다.

3_앉아서 탄력 있는 팔,
허벅지 만들기

의자에 앉아서 이동하는 동안 등, 어깨, 팔, 허벅지 등 여러 부분을 동시에 운동할 수 있는 동작이다. 움직임이 별로 없어 '나 운동해요'라고 티를 내지 않을 수 있다. 오른쪽 왼쪽 각각 20초간 지속한다.

🕐 20 seconds

【 운동부위 : 등, 어깨, 팔, 허벅지 앞쪽 】

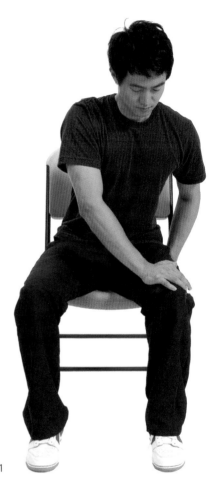

1 의자에 앉아 오른손을 왼쪽 무릎에 올린다.

2 상체를 15도 정도 숙여 오른손으로 왼쪽 무릎을 누른다. 동시에 왼쪽 20초 지속한 후 방향을 바꿔 왼손으로 오른쪽 무릎을 누른다.

1

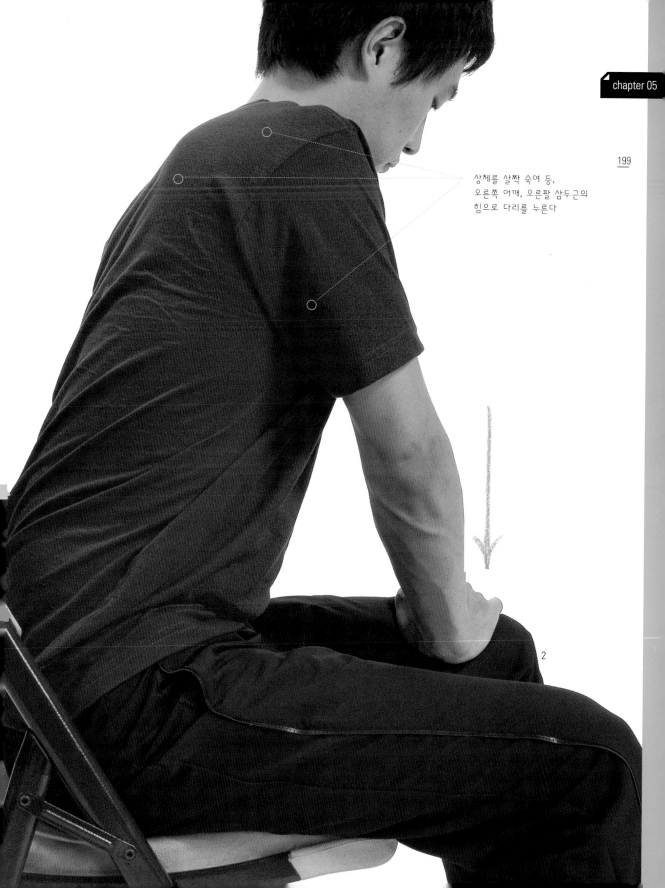

상체를 살짝 숙여 등,
오른쪽 어깨, 오른팔 삼두근의
힘으로 다리를 누른다

2

4 _ 출퇴근길 5분이면 OK
탱탱한 허벅지 만들기

　의자에 앉아서 허리를 꼿꼿이 세우고 엉덩이를 살짝 드는 동작이다. 움직임이 없기 때문에 주변에서는 운동을 하는지조차 알 수 없지만 허벅지 앞쪽(대퇴부)에서 상당한 에너지를 소비한다. 매일 야근하는 후배의 경험담인데, 퇴근길에 버스에서 5~10분씩 2주 정도 했더니 자기도 모르는 사이 허벅지가 단단해졌다고 한다. 20초간 지속한다.

🕐 20 seconds 〔 운동부위 : 허벅지 앞쪽 〕

1 의자에 편안한 자세로 앉는다.

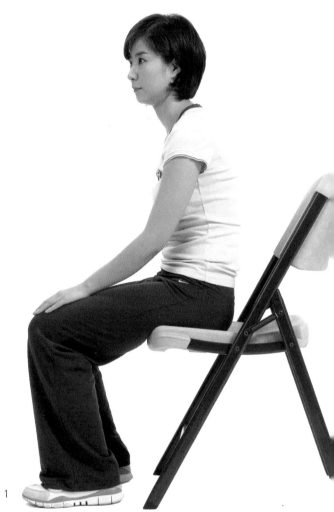

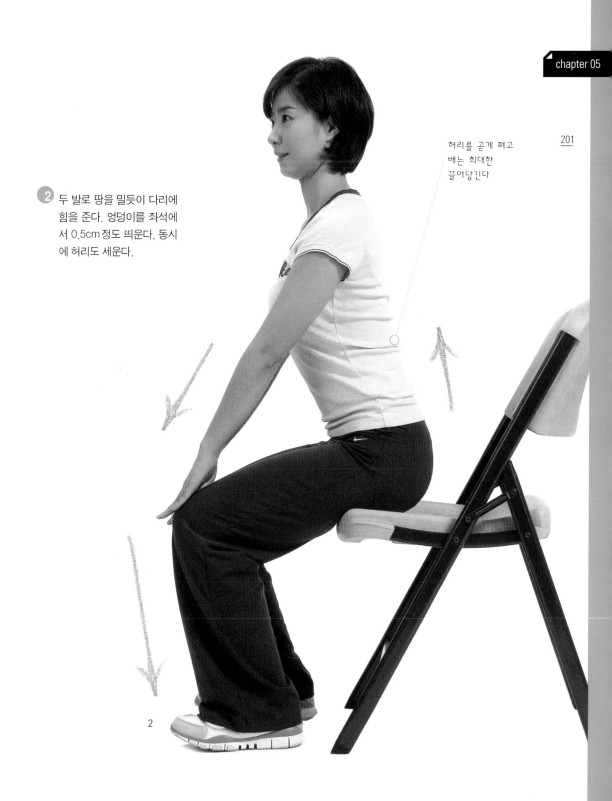

② 두 발로 땅을 밀듯이 다리에 힘을 준다. 엉덩이를 좌석에서 0.5cm 정도 띄운다. 동시에 허리도 세운다.

허리를 곧게 펴고 배는 최대한 끌어당긴다

2

[3. 지칠 줄 모르는 무한체력 드라이버 – 차 안 운동]

면허획득 1개월 된 초보 운전자부터 핸들만 잡으면 과격해지는 베테랑 운전자까지, 운전에서 오는 스트레스는 안전운전을 방해한다. 신호대기 중에, 차가 막힐 때 틈틈이 상체의 피로를 풀어보자. 운전이 한결 부드러워질 것이다.

1_ 안전운전 어깨 스트레칭

어깨는 운전할 때 가장 많이 사용하는 부분이고, 또 그만큼 빨리 피곤해지는 부분이다. 안전운전을 위해 운전 중 뻣뻣해진 어깨 근육을 시원하게 풀어보자. 실제 운전할 때 운동을 하면 사고를 일으킬 수 있으므로 정지선에 대기할 때나 차가 밀리는 시간을 활용하면 좋다. 방향을 바꿔 4~6회 실시한다.

⏱ 2~5seconds 〔운동부위 : 어깨 〕

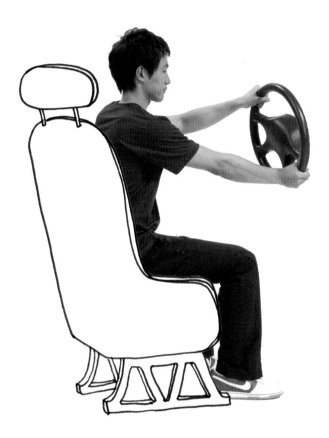

1 의자에 앉아 오른손은 핸들 아래, 왼손은 핸들 위에 놓는다.

② 핸들을 돌리며 오른손은 왼쪽
　(안쪽)으로, 왼손은 오른쪽(바
　깥쪽)으로 엇갈리게 스트레칭
　한다. 2~5초 지속한 후 방향을
　바꿔 똑같이 실시한다.

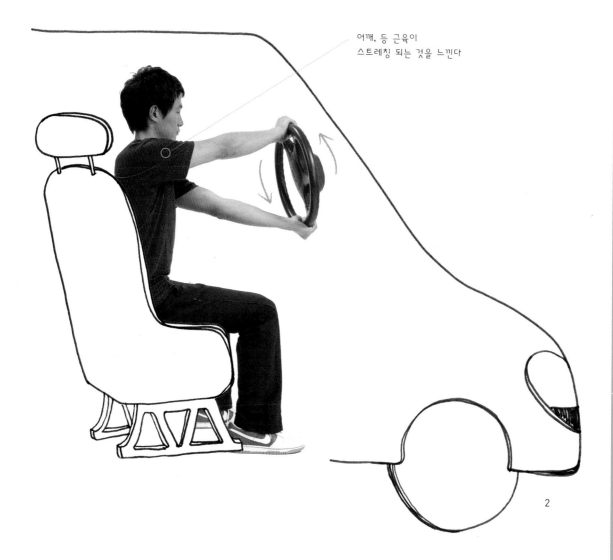

어깨, 등 근육이
스트레칭 되는 것을 느낀다

2

2 _ 차 막힐 때 최고! 에너지를 깨우는 복부 운동

몸에서 가장 중심이 되는 부분은 몸통, 즉 배와 골반, 엉덩이다. 나무 기둥에서 가지가 뻗어나가는 것처럼, 몸통에서 팔과 다리가 뻗어나가기 때문이다. 우리 몸의 모든 에너지가 시작되는 이 부분을 코어, 혹은 파워하우스라고 부른다. 이 동작은 허리를 바로 세워 코어 부분을 자극하여 몸의 에너지를 깨우는 동작이다. 신호대기 중에, 차가 막힐 때 5초간 지속한다.

5 seconds 　[운동부위 : 허리 아랫배]

1 앉아서 두 손으로 핸들을 잡는다.

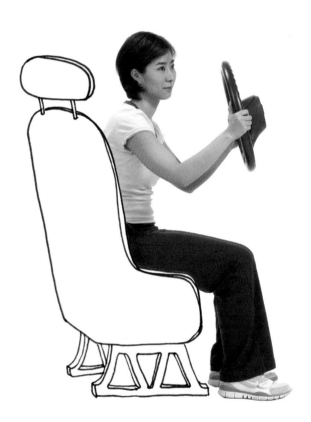

1

② 허리를 일자로 세운다. 이때 두
   손으로 핸들을 살짝 누르며 배를
   안쪽으로 끌어 올린다. 동시에
   엉덩이 근육을 수축한다. 5초간
   지속한다.

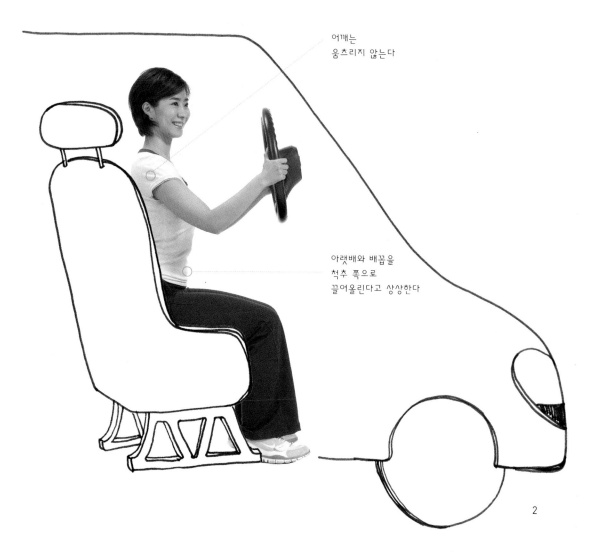

어깨는
움츠리지 않는다

아랫배와 배꼽을
척추 쪽으로
끌어올린다고 상상한다

2

〔 4. 거리를 걷는 것만으로도 운동이 된다 – 길거리 운동 〕

거리를 걷는 것만으로 운동이 된다! 가방을 들고 걸어가면서, 횡단보도 신호를 기다리면서, 또 버스를 기다리면서 자세 하나만 바꿔도 날씬하고 탄탄한 몸을 만들수 있다. 짧게는 30초, 길게는 5분의 시간을 값지게 활용하는 운동을 소개한다.

1 _ 아 령 대 신 가 방 으 로
날 렵 한 팔 만 들 기

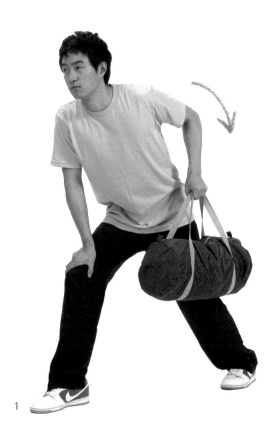

누구나 들고 다니는 가방. 가방을 이용하여 운동하면 따로 아령을 준비할 필요없이 간편하고 효과적으로 팔 운동을 할 수 있다. 평소에도 가방을 들 때 팔꿈치를 10도 각도로 굽히면 삼두박근이 단련돼 팔 위쪽이 매끈하고 날렵해진다. 왼쪽 오른쪽 각각 5~10회 실시한다.

SET 5~10회 〔운동부위 : 팔 뒤쪽〕

① 가방을 들고 다리를 앞뒤로 벌린다. 왼손으로 가방을 들고 팔을 뒤로 든다. 팔꿈치는 굽힌다.

1

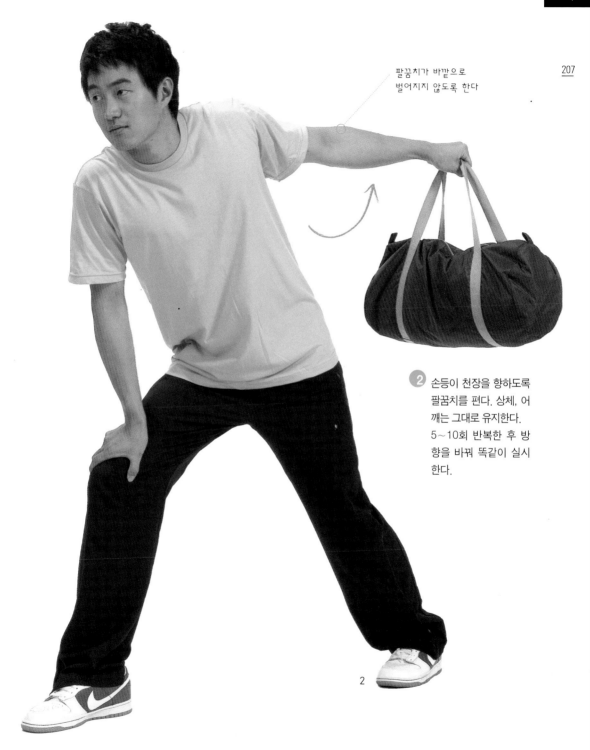

팔꿈치가 바깥으로
벌어지지 않도록 한다

2 손등이 천장을 향하도록
팔꿈치를 편다. 상체, 어
깨는 그대로 유지한다.
5~10회 반복한 후 방
향을 바꿔 똑같이 실시
한다.

2

2 _ 버스를 기다리며
가뿐한 다리 만들기

　지하철, 버스를 기다릴 때나 횡단보도에
서 신호를 기다릴 때 다리를 시원하게 스트
레칭 할 수 있는 동작이다. 다리의 혈액순
환을 도와 피로를 싹 풀어준다. 오른쪽 왼
쪽 각각 20초씩 지속한다.

Ｌ　20 seconds 〔 운동부위 : 다리 전체 〕

1 왼쪽 다리를 한 발자국 앞으로 뻗는다. 발목을
꺾어 발끝과 다리가 직각이 되도록 한다. 오른
쪽 무릎은 살짝 굽힌다.
20초 지속 후 방향을 바꾼다. 왼쪽도 똑같이
실시한다.

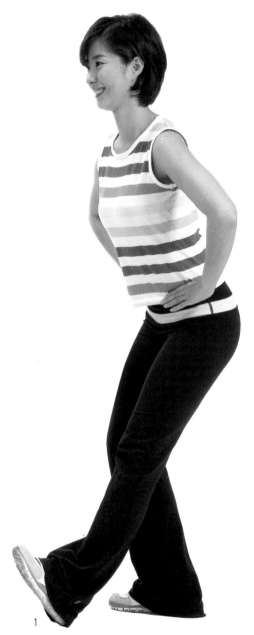

1

【 45도 각도에서 본 모습 】

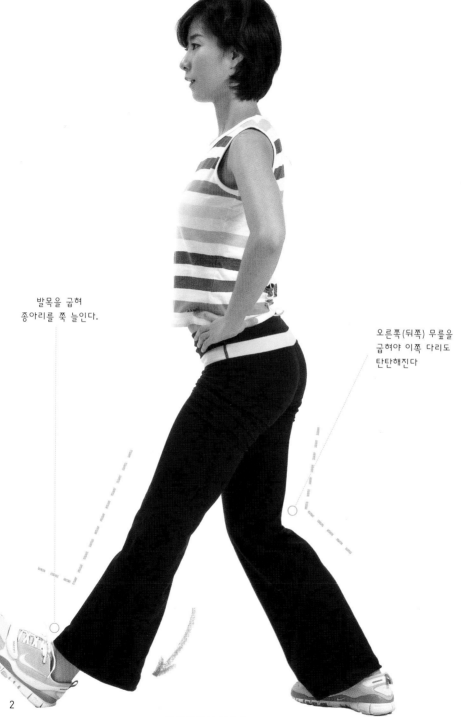

발목을 굽혀
종아리를 쭉 늘인다.

오른쪽(뒤쪽) 무릎을
굽혀야 이쪽 다리도
탄탄해진다

2

【 옆에서 본 모습 】

〔 5. TV 보는 시간이 건강해진다 – TV 앞 운동 〕

소파에 뒹굴며 널부러져 있는 당신! TV 속 연예인의 백만 불짜리 몸매, 침 흘리며 바라만 볼 것인가? TV 보는 동안 단 5분씩 틈틈이 움직이는 습관을 들이자. 당신도 효리, 상우 몸매 부럽지 않게 변할 수 있다.

1 _ 연예인처럼 섹시한 팔, 등 만들기

TV 앞 소파나 의자에서 할 수 있는 운동이다. TV 속 연예인처럼 섹시한 팔, 어깨, 등을 만들기 위해서는 적당한 근육이 필수다. 이 동작은 팔과 등을 근사하게 만들고 고관절을 유연하게 스트레칭하는 효과가 있다. 20초간 지속한다.

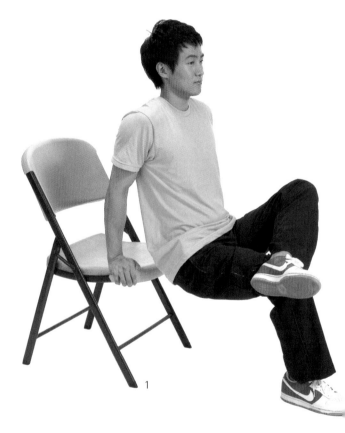

20 seconds 〔 운동부위 : 팔 뒤쪽 〕

① 의자나 소파 끝에 엉덩이만 살짝 걸치고 앉는다. 두 손은 엉덩이 옆에 둔다. 왼쪽 무릎을 굽혀 오른쪽 무릎 위에 올린다.

2 팔꿈치를 굽히며 엉덩이를 내린다.
두 팔(팔 뒤쪽)로 몸무게를 지탱한다.

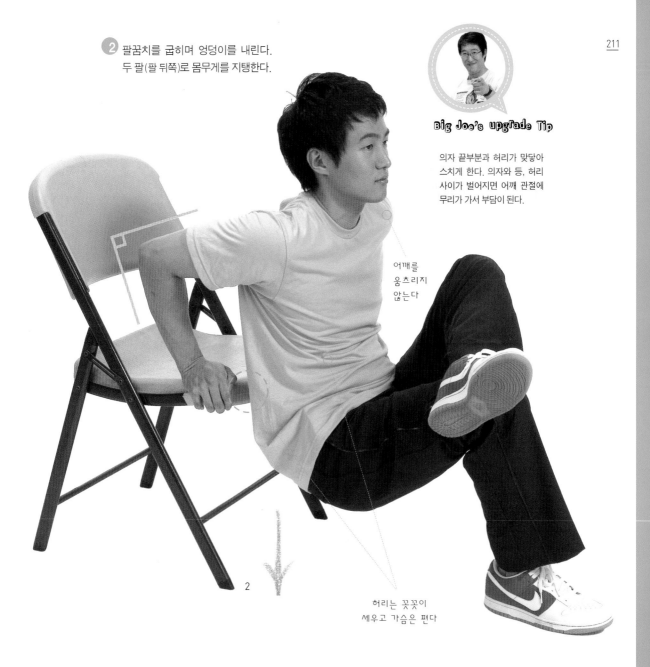

Big Joe's upgrade Tip

의자 끝부분과 허리가 맞닿아
스치게 한다. 의자와 등, 허리
사이가 벌어지면 어깨 관절에
무리가 가서 부담이 된다.

어깨를
움츠리지
않는다

2

허리는 꼿꼿이
세우고 가슴은 편다

2 _ 마루인형 같은
미끈한 다리 만들기

TV 보는 동안 소파에 앉아서 허벅지, 종아리를 단련하는 운동이다. 한쪽 다리를 반대쪽 다리에 올려서 운동하는 동작으로, 헬스클럽에 있는 레그 익스텐션(Leg extension) 기구와 같은 효과를 볼 수 있다. 집, 회사 등 언제 어디서든 앉아서 할 수 있는 다리 운동이다. 오른쪽 왼쪽 각각 5~10회 실시한다.

🕒 5~10 seconds

〔 운동부위 : 허벅지 앞쪽, 무릎, 종아리 〕

① 의자나 소파 끝에 앉는다. 왼쪽 발목을 오른쪽 발목 위에 포갠다.

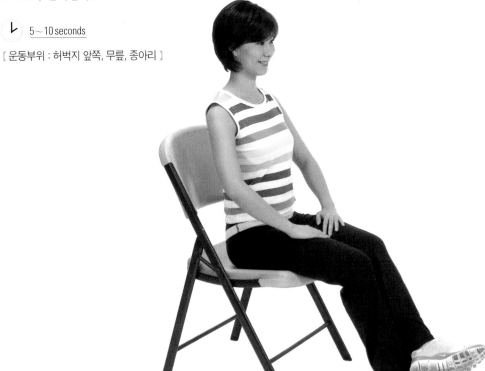

1

213

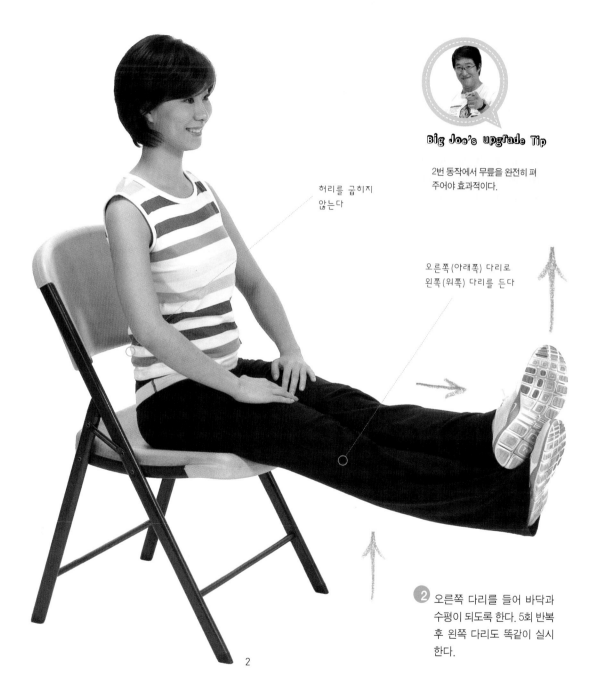

허리를 굽히지
않는다

Big Joe's upgrade Tip

2번 동작에서 무릎을 완전히 펴
주어야 효과적이다.

오른쪽(아래쪽) 다리로
왼쪽(위쪽) 다리를 든다

2 오른쪽 다리를 들어 바닥과
수평이 되도록 한다. 5회 반복
후 왼쪽 다리도 똑같이 실시
한다.

2

6. 수다가 길어질수록 몸매는 날씬해진다 – 통화 중 운동

친구 또는 연인과 길게 전화하기 좋아한다면 그 시간에도 운동할 수 있는 방법이
있다. 하루를 마치고 두런두런 세상 돌아가는 이야기를 나누는 시간, 나를 위해,
사랑하는 사람들을 위해 내 몸도 같이 가꾸자.

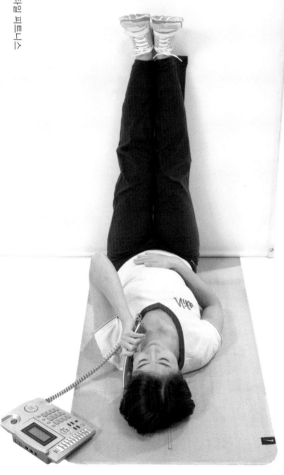

1 _ 수 다 떨 면 서
날 씬 한 다 리 만 들 기

긴긴 시간, 편안히 누워서 통화도 하고
다리까지 가뿐해지는 운동이다. 하루 일과
를 마치고 벽에 다리를 올리고 있는 것만으
로 다리의 부기가 쪽 빠지고 날씬해진다.
여성뿐만 아니라 남성도 다리의 피로를 푸
는 데 필수다. 3~5분 지속한다.

⌐ 3~5min 〔운동부위 : 다리 전체〕

1 누워서 두 다리를 벽에 올린다.
틈틈이 다리를 흔들면 혈액순
환이 더욱 원활해진다.

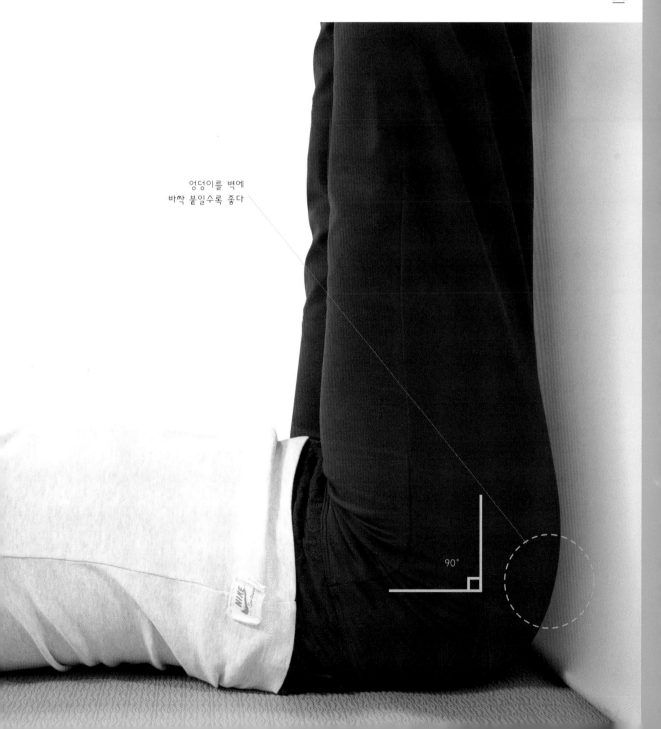

엉덩이를 벽에
바싹 붙일수록 좋다

90°

2 _ 한밤의 S라인 허리 만들기

　　남자든 여자든 허리가 살짝 들어간 모래시계 몸매는 최고의 트렌드! 통짜 몸매도 S라인으로 변신하는 비결을 공개한다. 침대에 누워 통화하는 동안 다리와 옆구리를 틈틈이 움직여주자. 통화가 길어질수록 균형 잡힌 S라인 몸매가 될 것이다. 5회 반복 후 방향을 바꿔 오른쪽 다리로 똑같이 실시한다.

SET　5회　〔 운동부위 : 옆구리 〕

1 옆으로 눕는다. 두 다리를 상체보다 조금 앞쪽에 둔다. 왼쪽 다리를 살짝 든다.

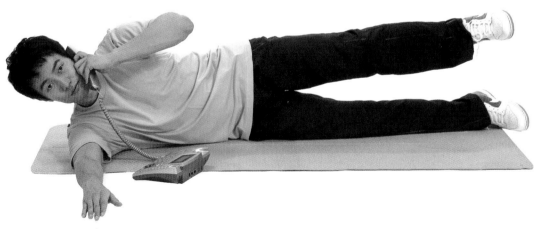

1

② 왼쪽 무릎을 굽혀 다리를 든다.
동시에 상체도 들어 왼쪽 팔꿈
치를 무릎에 댄다.

옆구리 근육이
자극되도록 엉덩이를
너무 뒤로 빼지 않는다

상체가 흔들리지
않도록 주의한다

2

〔 7. 일석이조! 청소도 하고 운동도 하고 – 청소 중 운동 〕

남자든 여자든, 미혼이든 기혼이든 청소는 귀찮고 번거로운 일이다. 어차피 하는 청소 좀더 쓸모 있고 재미있게 할 수는 없을까? 물론 가능하다! 청소를 할 때도 동작 하나만 살짝 바꾸면 전문적인 운동동작과 같은 효과를 볼 수 있다. 청소기, 걸레를 활용해 늘씬하고 탄력 있는 몸을 만들어보자.

1 _ 바닥은 말끔하게
허리는 날렵하게 만들기

재미있게 청소하면서 집도 깨끗해지고 살도 뺀다면 이것이야말로 일석이조! 청소기를 활용하여 바닥은 말끔하게, 옆구리는 날렵하게 만드는 동작이다. 다리를 뒤로 보낼 때 허리가 확실히 자극되도록 움직인다. 오른쪽 왼쪽 교대로 5~10회 실시한다.

SET 5~10회 〔운동부위 : 배옆구리 〕

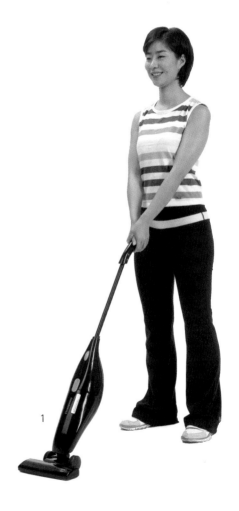

❶ 두 손으로 청소기를 잡고 두 발을
어깨 넓이로 벌린다.

1

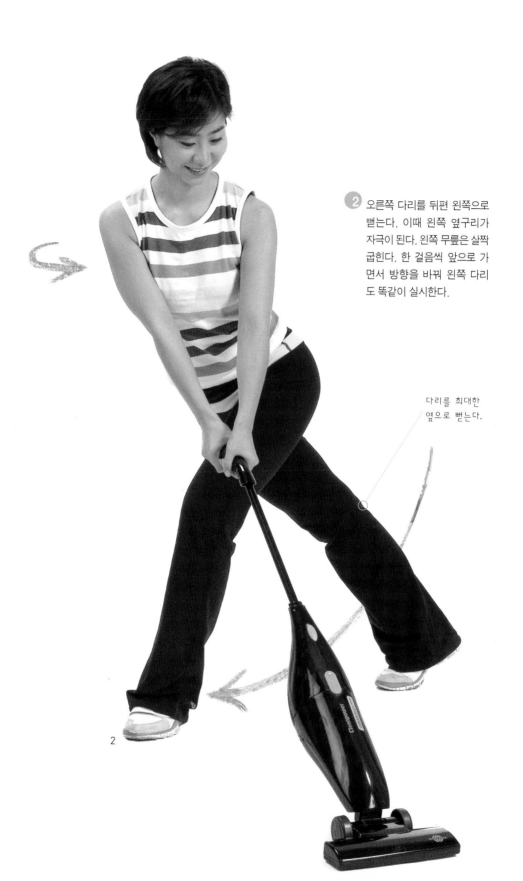

2 오른쪽 다리를 뒤편 왼쪽으로
뻗는다. 이때 왼쪽 옆구리가
자극이 된다. 왼쪽 무릎은 살짝
굽힌다. 한 걸음씩 앞으로 가
면서 방향을 바꿔 왼쪽 다리
도 똑같이 실시한다.

다리를 최대한
옆으로 뻗는다.

2

2 _ 엄마에게 칭찬 들으면서
탄탄한 상체 만들기

한때 유행한 운동기구 중에, 바닥에 엎드려서 바퀴를 밀었다 당겼다 하는 것이 있었다. 사실 걸레로 방을 닦으면서도 똑같은 효과를 볼 수 있다. 이 동작은 가슴과 등, 복부 전체를 탄탄하게 만들어준다. 오랜만에 방을 닦는다고 엄마나 가족들이 무척 좋아할 듯. 15~20회 실시한다.

SET 15~20회

[운동부위 : 팔, 가슴, 어깨, 등, 허리, 배]

1 엎드려서 걸레를 잡는다. 두 팔은 어깨 넓이로 벌린다. 어깨, 팔꿈치, 손목이 수직이 되게 정렬한다.

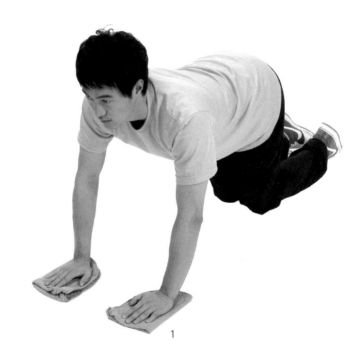

1

2 두 손을 옆으로 벌린다. 이때 다리는 그대로 고정시킨다. 팔을 모아 처음 자세로 돌아온다.

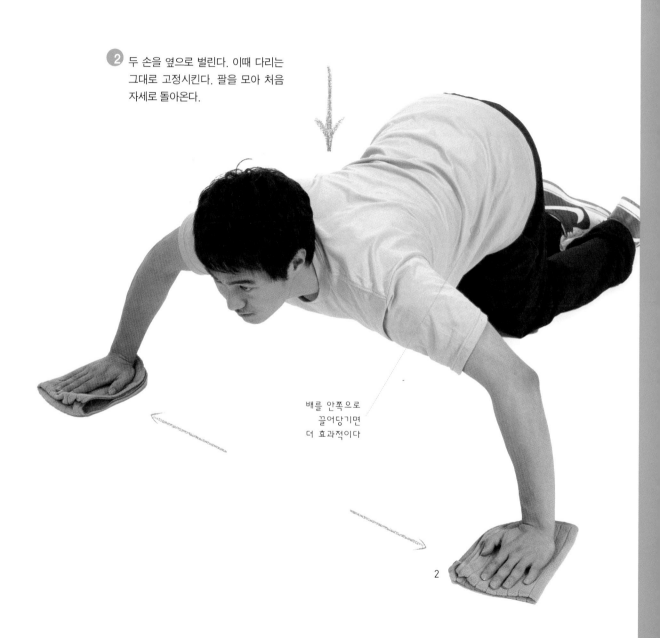

배를 안쪽으로 끌어당기면 더 효과적이다

2

[8. 마트에서 운동하기 – 카트를 이용한 운동]

장을 보러 갔다면 인스턴트식품보다 몸에 좋은 음식을 골라 담자. 이때 이왕에 몸 만드는 운동까지 같이 하면 어떨까? 카트의 무게를 이용해 어깨, 팔, 가슴과 허리, 복부 운동을 할 수 있다. 카트를 끌고 휘휘 돌아다니면서 웰빙을 실천해 보자.

1 _ 카 트 를 잡 을 때 도 웰 빙 !
팔 , 가 슴 근 육 만 들 기

카트 손잡이를 잡는 방법을 바꾸면 탄탄한 팔과 가슴을 만들 수 있다. 손잡이를 위에서 아래로 누르면 팔의 이두근, 아래에서 위로 들면 삼두근이 단련된다. 또 상체를 기울여 가슴의 힘으로 팔을 누르면 가슴 근육이 탄탄해지고, 가슴 위쪽과 아래쪽의 선이 선명해지는 효과가 있다. 틈틈이 20초간 지속한다.

🕐 **20 seconds** [운동부위 : 팔]

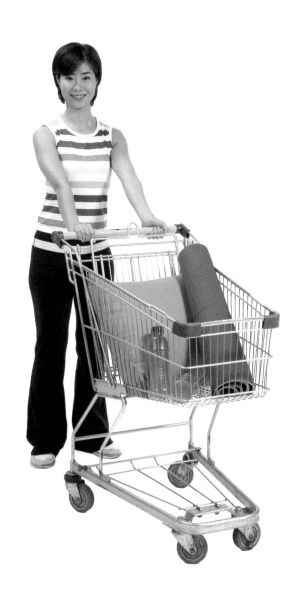

1 오른손은 손등이 위로 오도록, 왼손은 손바닥이 위로 오도록 손잡이를 잡는다. 오른손은 위에서 아래로 힘을 주고, 왼손은 아래에서 위로 카트를 들 듯이 힘을 준다.

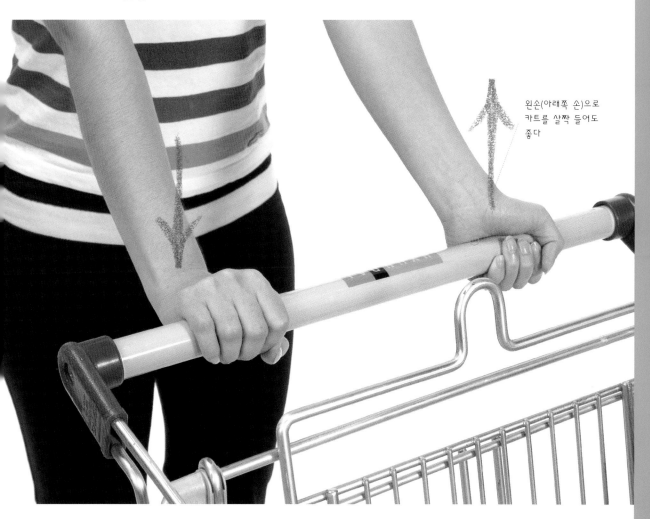

왼손(아래쪽 손)으로 카트를 살짝 들어도 좋다

2 _ 장 보 는 동 안 에 건 강 한 등 , 허 리 만 들 기

대형마트에 장을 보러간 미혼남성 B씨. 혼자 장보는 것이 적적하고 심심해 카트를 밀었다 당겼다 했는데…. 의외로 운동이 되는 것을 발견하고 그 이후 카트만 잡으면 신나게 운동하는 습관이 들었다는 이야기가 전해진다. 카트의 무게를 이용하여 등과 배의 근육을 자극하는 운동이다. 틈틈이 5~10회 이상 실시한다.

SET 5~10회 〔 운동부위 : 등, 허리 〕

1 두 손으로 카트 손잡이를 잡고
선다.

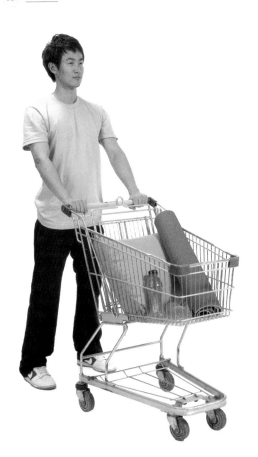

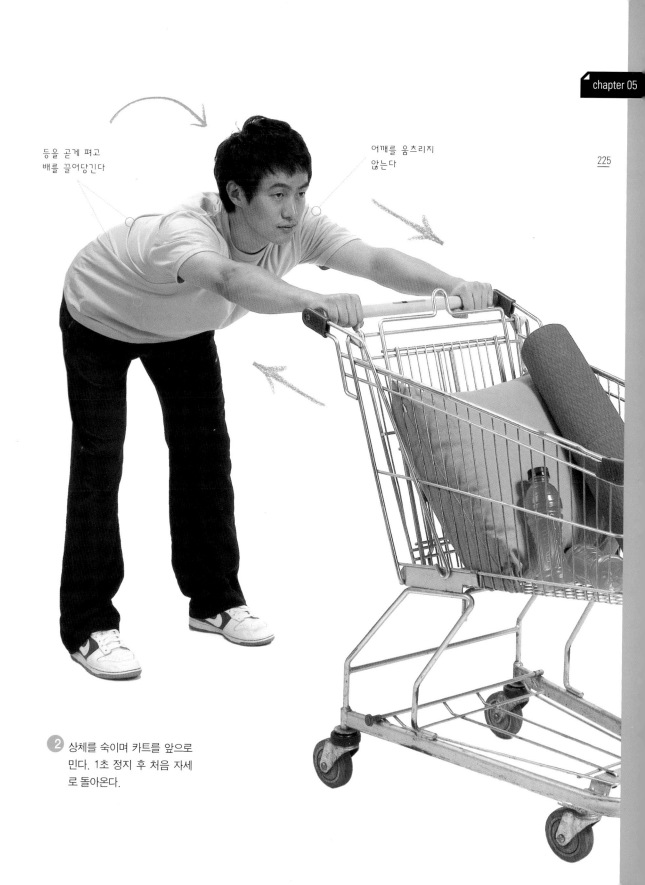

등을 곧게 펴고
배를 끌어당긴다

어깨를 움츠리지
않는다

2 상체를 숙이며 카트를 앞으로
   민다. 1초 정지 후 처음 자세
   로 돌아온다.

"30년간 포기했었던 '힙 업의 꿈'을 달성하다"

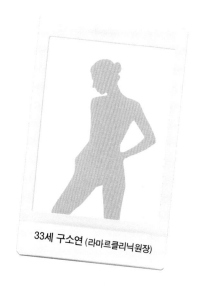

33세 구소연 (라마르클리닉원장)

30년 동안 몸매에 대한 나의 욕심은 끝이 없었다. 몸무게는 항상 정상 수준이었지만 모델처럼 좀더 탱탱한 엉덩이, 좀더 가는 다리에 대한 꿈은 절대 사라지지 않았다. 그러나 정주호 트레이너 가르쳐준 운동을 거듭할수록 나의 허벅지는 놀라울 정도로 가늘어지고 탄력이 생겼다. 게다가 30년간 포기하고 있었던 '힙 업의 꿈'을 달성하는 쾌거를 이루었다. 모델 부럽지 않은 탄력 있는 힙이 된 것이다. 더불어 한결 슬림해진 팔과 배는 내게 무엇과도 바꿀 수 없는 자신감을 선사했다. 값비싼 기구가 필요 없는 이 책의 운동이 내 몸에 혁명을 일으켰다는 사실이 그저 놀랍고 신기할 뿐이다.

그렇다고 겉모습만 예뻐진 것은 아니다. 근육이 붙으니 체력이 높아지는 것은 당연한 일. 의사로서 무거운 레이저 장비를 다루고 장시간 지방흡입 수술을 해야 하는 나에게 충분한 근력은 필수다. 정주호 트레이너와의 꾸준한 트레이닝 결과 이젠 웬만한 남자 못지 않은 체력을 자신한다. 또 일상의 피로도 훨씬 줄어들어서 하루 종일 진료한 다음에도 쌩쌩하다.

나는 비만 클리닉의 의사이긴 하지만 수술로 모든 몸을 날씬하게 만들 수는 없다고 생각한다. 병원에서의 비만시술도 개인의 적절한 운동이 병행되지 않는다면 그

효과는 기대 이하일 수 있다. 운동은 우리가 건강하고 아름답게 살아가기 위해 반드시 병행해야 할 활동이기 때문이다. 그런 의미에서 운동과는 담을 쌓고 무조건 지방흡입술로만 날씬해지려는 사람들에게 이 책을 꼭 권하고 싶다. 반면 정주호 트레이너의 효과 만점 운동 프로그램에 푹 빠져 날씬하고 근사한 몸매로 변신하는 사람이 늘어날까 걱정되는 것도 사실이다. 그럴수록 병원을 찾는 사람이 줄어들지 않을까 하는 재미있는 고민이 들기 때문이다.

라마르클리닉 청담점 구 소 연 원장

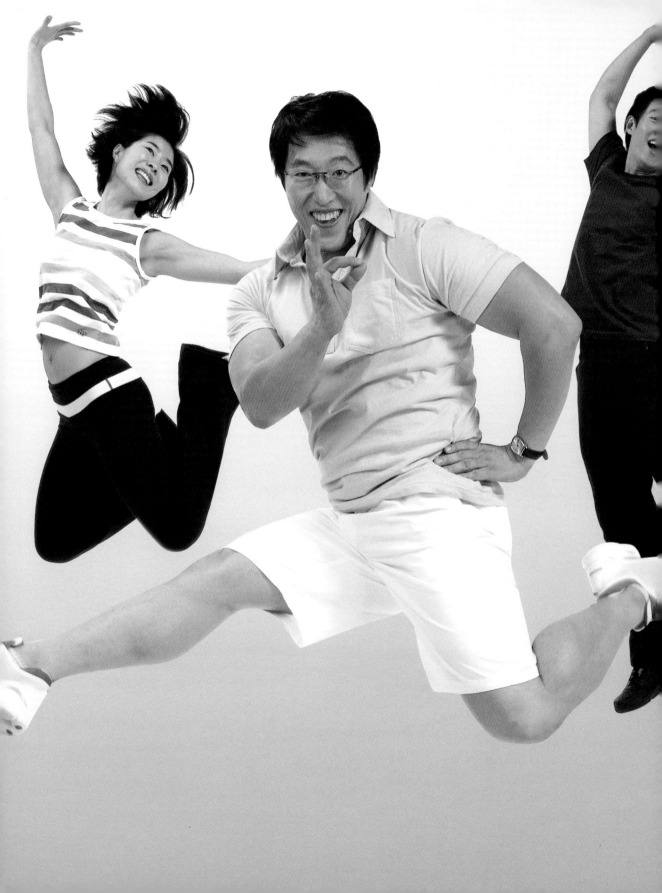

이제 시작이다

조창환, 에스안과 공동원장 (30대, 남) ⟩⟩⟩ 서른 살이 넘으면 가장 먼저 생기는 변화가 대책 없이 튀어나오는 뱃살이다. 게다가 안과의사라는 직업상 하루 종일 앉아서 일하다 보니 몸매는 망가지고 하루하루 피로만 쌓인다. 그러던 나에게 정주호 트레이너는 값비싼 기구 없이 손쉽게 할 수 있는 운동 방법들을 알려주었고, 이것은 내 몸에 혁명을 일으켰다. 몸매, 체력이 좋아진 것은 물론이고, 고도의 집중력과 긴장감으로 인해 하루하루 쌓이기만 했던 피로감까지 말끔히 해소되었다. 이 책은 나처럼 바쁜 일상에서 운동할 시간조차 없다고 불평하는 사람들에게 훌륭한 구원투수가 되어줄 것이다. 긴장과 반복되는 업무로 체력도 정신력도 바닥났다는 생각이 들 때, 이 책을 펼쳐서 운동을 따라 해보라. 활력과 더불어 멋진 몸매를 선물로 받을 것이다.

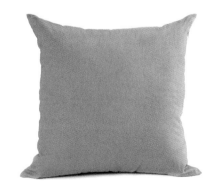

이제,
잠들어 있는 당신의 몸을 깨워라!

이제 시작이다

[1. 방해꾼은 있는 그대로 받아들여라]

가만히 정지한 물체가 움직이기 위해서는 에너지가 필요하다. 놀라운 것은, 오직 시작단계에만 쓰이는 에너지가 전체 에너지의 90%라는 것이다. 예를 들어 지구를 도는 인공위성을 발사한다면 쏘아 올리는 데만 90%의 연료가 소비된다고 한다. 나머지 10%의 연료만 있으면 인공위성이 궤도를 도는 데는 충분한 것이다. 그렇지만 궤도를 벗어난 인공위성을 다시 궤도로 복귀시키는 데는 상당히 많은 에너지가 필요하다고 한다.

우리 몸을 변화시킬 때도 이와 똑같은 원리가 적용된다. '시작이 반이다' 라는 말처럼 생활이나 습관을 바꿀 때는 시작단계가 가장 힘들다. 다행인 것은 당신은 이미 운동의 시작단계에 들어섰고, 상당한 가속이 붙었다. 이제 곧 당신이 바라던 건강하고 보기 좋은 몸을 만들 수 있을 것이다. 단 당신이 궤도에서 벗어나지 않는다면 말이다. 그러나 많은 사람들이 쉽게 결심을 깨고 궤도에서 이탈하고 만다.

그 이유는 바로 자신의 몸에 배어 있는 '습관' 때문이다. 당신은 자신의 몸을 망치고 있는 좋지 않은 습관들을 무시하고 새로운 습관을 가지려 애를 쓸 것이다. 하지만 아무리 애를 써도 새로운 습관을 가지기에는 많은 시간이 걸릴 수밖에 없다. 당신의 생활 리듬 자체가 새로운 습관을 받아들이는 데 방해요소로 작용할 수 있기 때문이다. 당신 몸에 이로운 새로운 습관을 받아들이려면 그러한 방해 요소부터 없애야 한다.

하지만 서둔다고 해결되지 않는다. 당신의 나쁜 습관 또한 생활 리듬 속에서 익숙해진 것이기 때문에 강한 의지를 가지고 결심하지 않으면 쉽게 없앨 수 없다. 라이프 스타일 피트니스는 촉박한 시간에 당신의 습관을 바꾸라고 요구하는 운동이 아니다. 습관도 당신의 생활 방식과 조화를 이루어야 한다. 그러지 않고서는 습관으로 좋은 효과를 보기 어렵다. 그래서 라이프 스타일 피트니스는 천천히 당신의 생활 리듬에 맞는 운동을 찾도록 도와주는 역할을 한다. 집에서, 사무실에서, 길에서, 당신이 마음만 먹으면 자신의 나쁜 습관을 버리고 당신이 가는 모든 곳을 헬스클럽으로 만들 수 있다.

▶▶ "눈코 뜰 새 없이 바쁜 날은 화장실에서라도 몸을 움직여줍니다. 벽을 집고 팔굽혀펴기를 10번 정도 하죠. 이렇게 하는 데 3, 4분이면 충분합니다. 그러면 묵직했던 어깨도 가벼워지고 새로운 에너지가 솟아올라요."

32세, 최재석

당신의 생활방식을 있는 그대로 받아들이고 그 안에서 해결책을 찾아보자. 이것이 바로 운동을 포기하지 않고 계속할 수 있는 해결책이다.

2. 자신과의 약속을 지켜라

이 프로그램을 시작하면서 자신이 세운 목표는 지키겠다고 자신과 약속하는 것이 중요하다. 약속은 꼭 지켜야 할 중요한 사항이다. 누가 밥 먹듯이 거짓말을 하는 사람을 믿겠는가? 양치기 소년은 왜 사람들에게 버림 받았을까? 약속을 깨는 것이 반복되면 자신에 대해서도 불신이 쌓이고, 다른 사람과의 약속도 그대로 드러나는 법이다.

'작심삼일' '계획만 잘 짜는 사람' 이라는 말을 들으면 꼭 자신에게 하는 것 같아 뜨끔한가? 자신과의 약속은 가장 철저하게 지켜야 하는 것이지만, 그만큼 지키기 힘들다. '올해는 담배를 꼭 끊어야지' '꼭 살을 빼야지' 라는 결심을 지키지 않는다고 벌을 받지는 않기 때문이다. 그러나 자신과의 약속을 실천에 옮기지 않으면 자기 자신에게 거짓말을 하는 셈이다. 거짓말이 반복 될수록 자신에 대한 불만, 포기, 불신의 감정만 남게 된다. 반면 자신과의 약속을 지키면 엄청난 에너지와 잠재력이 되살아난다. 여기서 생기는 자신감은 운동뿐만 아니라 일상생활에서도 드러날 것이다.

" 당신 자신과 약속하세요! "

당신은 이 책을 통해 실천 가능한 운동계획을 세우고 행동에 옮기고 있을 것이다. 당부하고 싶은 것은, 실패할지도 모른다는 의심은 저 멀리 던져두라는 것이다. 이번만큼은 나도 할 수 있다는 자신감을 가지고 하나씩 계획을 실천해라. 자신에게 당당할 때, 당신은 가치 있고 즐거운 삶을 살 수 있다.

[3. 긍정적인 압력을 이용하라]

이번에는 꼭 변신하겠다고 마음먹은 사람들도 시간이 지나면서 의지가 약해질 때가 있다. 이를 막기 위해서는 어떻게 해야 할까? 나는 '긍정적인 압력' 을 이용하라고 말한다.

긍정적인 압력이란 일종의 스트레스라 할 수 있다. 미국의 심리학자 제임스 로어 박사의 말에 따르면, 사람들은 스트레스는 건강에 부정적인 영향만 끼치기 때문에 완전히 사라져야 한다고 생각하기 쉬운데, 이는 오해라고 한다. 스트레스는 '양날의 칼' 과 같다. 잘못 사용하면 몸과 마음을 상하게 하지만, 잘 쓰면 오히려 도움이 될 수 있다고 한다. 적당한 수준의 스트레스는 생산성을 높이고, 개인을 성장시키며, 건강에도 도움이 된다.

우리는 긍정적인 압력과 자극을 통해 진보하고 성장한다. 웨이트 트레이닝으로 근육을 만들 때도 근육을 자극해 상처를 입혀야 한다는 것을 아는가? 운동을 하면 근육 속의 글리코겐이라는 물질이 에너지로 소비되고, 그 자리에 젖산 등 피로물질이 생긴다. 바로 근육이 상처를 받는 것이다. 근육이 자라는 것은 이후의 일로, 영양소가 보충되고 쉬는 과정에서 근육이 단단해진다.

이런 과정은 우리가 삶을 살 때도 똑같이 적용된다. 일이나 공부, 운동을 하면서 좀더 성장하고 싶다면 스트레스 받는 상황을 이겨내야 한다. 한계를 느끼고 도전하고 극복하는 과정에서 당신 안의 최상의 에너지가 솟아날 것이다.

운동을 할 때도 외부의 압력을 긍정적으로 활용할 수 있다. 예를 들어 당신이 살을 빼기 위해 운동을 시작했다고 하자. 가족과 친구들에게 1주일에 월, 수, 금, 일요

일은 30분씩 달리기를 하겠다고 대대적으로 선포했다. 첫째 주는 잘 지켰지만, 둘째 주 금요일 저녁이 되자 왠지 운동하기가 귀찮고 피곤하게만 느껴진다. 슬쩍 침대로 들어가려는 순간, 동생이 잔소리를 하기 시작한다. 저녁밥도 그렇게 많이 먹어놓고선 그냥 자? 양심이 있어?" 자존심이 팍 상한 당신. 어쩔 수 없이 밖으로 나가 운동을 시작했다.

그러나 시원한 공기를 마시며 조깅을 하다보면 화도 풀리고 몸도 상쾌해질 것이다. 결국 동생의 잔소리가 훌륭한 자극제가 된 것이다.

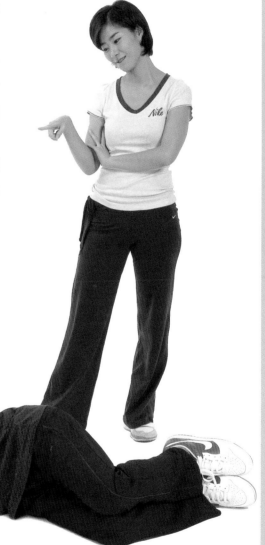

66 이제 그만 일어나시지!
운동할 시간이라고!! 99

235

운동하기 싫을 때, 이용할 수 있는 긍정적인 압력 몇 가지를 소개한다.

▶ **운동하겠다고 동네방네 알리기** _ 가족, 친구 등 주변 사람들에게 운동하겠다고 알린다. 여기저기 소문을 내면 자신이 한 말에 책임을 지기 위해서 계획을 지킬 것이다. 의지가 약해졌을 때, 주변 사람의 격려나 잔소리가 좋은 자극이 된다. 또 운동에 대한 조언도 얻을 수 있고, 뜻 맞는 운동 친구도 생길 것이다.

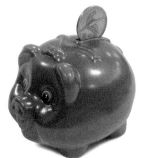

▶ **벌금내기** _ 벌금 저금통을 만들어 운동을 거를 때마다 벌금을 내자. 금액이 커질수록 부담이 되어 계획을 지키려고 할 것이다. 가족이나 친구를 증인으로 세우면 더 확실하게 압력을 받을 수 있다.

▶ **비싼 옷 사기** _ 다이어트를 할 때 쓸 수 있는 방법이다. 살을 빼야 입을 수 있는 작은 사이즈의 비싸고 근사한 옷을 산다. 평소에는 도저히 살 수 없을 정도로 비싼 것도 좋다. 돈이 아까워서라도 눈물을 머금고 다이어트를 할 것이다.

▶ **친구와 경쟁하기** _ 같이 운동하는 친구가 있다면 경쟁을 하라. 4주, 8주, 12주 등 기간을 정해 누가 더 철저하게 계획을 지키는지, 누가 더 몸이 좋아지는지 겨뤄보자. 승부욕이 큰 사람일수록 자극이 될 것이다.

▶ **1:1 지도 트레이너와 운동하기** _ 1:1로 운동을 지도해 주는 트레이너와 계약한다. 끊임없이 동기부여를 해주고, 운동하는 날이 정해져 있어 빠져나갈 수 없다.

[4. 완벽보다는 발전을 즐겨라]

　운동을 시작한 다음에는 자신감을 갖는 것이 중요하다. '나는 할 수 있다'는 자신감이 있어야 목표를 달성할 힘이 나는 법. 자신감을 갖는 가장 좋은 방법은 '완벽'은 잊고 '발전' 자체를 중요하게 생각하는 것이다. 발전을 즐기기 위해서는 지금까지의 진행과정을 돌이켜보는 일이 필요하다.

　만약 당신이 8주의 운동을 계획했다고 하자. 그러나 3주쯤 되자 운동이 지겨워졌다면 그동안의 발전을 자세히 관찰해 보자. 몸무게는 어떻게 변했는지, 팔은 얼마만큼 날씬해졌는지, 배는 단단해졌는지 살펴보자. 단 3주로 이렇게 근사하게 변했는데, 앞으로 5주 뒤의 모습은 얼마나 더 근사해질까? 이런 상상만으로도 다시 운동할 수 있는 에너지가 불끈 솟아오를 것이다.

　진행과정을 좀더 객관적으로 돌이켜보기 위해서는 운동일지를 쓰는 것도 좋다. 운동을 어떻게 하고 있는지, 몸은 어떻게 변하고 있는지 정기적으로, 꾸준히, 솔직하게 기록해 보자. 살이 빠지고, 몸의 선이 근사하게 드러나고, 가슴 근육이 탄탄해졌다고 자세하게 적을수록 좋다. 지독하게 운동하기 싫을 때 일지를 읽으면 지금까지의 발전이 뿌듯하게 생각될 것이다.

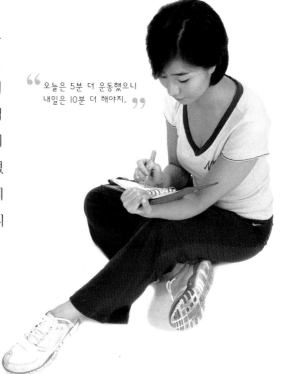

" 오늘은 5분 더 운동했으니
내일은 10분 더 해야지. "

글로 쓰는 것보다 더 확실한 것은 사진이다. 몸매를 최대한 드러내서 사진을 찍어보자. 예를 들어 12주 동안 5kg을 빼기로 계획하고 매주 사진을 촬영한다. 처음에는 사진 속 당신의 몸이 마음에 안 들테지만 두 번째, 세 번째 사진을 찍을 수록 몸이 점점 좋아진다면 얼마나 기분이 좋겠는가! 반대로 매주 사진을 찍어도 몸이 전혀 좋아지지 않고, 심지어 더 망가지고 있다면 어떨까? 이때 사진은 긍정적인 압력으로 작용한다. 이 기회에 게으름을 반성하고 다시 시작할 수 있을 것이다.

목표를 완벽하게 달성할 때만 즐겁고 자신감이 생기는 것은 아니다. 1천 개의 계단을 오른다고 생각해 보라. 순식간에 계단 꼭대기에 오를 수는 없지 않은가? 한 계단 한 계단 차근차근 오르다보면 반드시 끝에 다다를 수 있다. 그리고 중간에 힘이 빠질 때, 지금 어디쯤 와 있는지 뒤를 돌아보자. 어느새 이만큼이나 왔다는 사실에 뿌듯함을 느끼지 않겠는가. 앞으로 나갈 수 있는 자신감을 얻을 것이다.

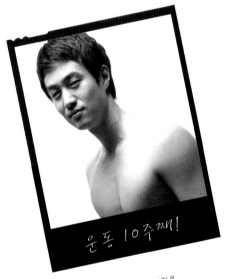

운동 10주째!

66 당신도 용기와 의지를 가지면 할 수 있습니다. 99

[5. 당신은 분명 변할 수 있다]

당신은 아름다운 변화의 길에 들어섰다. 과거의 당신을 떠올려보자. 자신의 모습을 미워하고 의심하며 사랑하지 않았을지 모른다. 또 몸과 마음이 건강하지 않고 병들어 있었을지 모른다.

새로운 인생의 문을 여는 열쇠는 멀리 있지 않다. 건강한 몸과 마음을 가지는 것으로 충분하다. 건강한 몸을 가진 사람은 무슨 일이든 할 수 있는 에너지가 있지 않은가? 그리고 건강한 몸을 위해서 지금 당신이 할 수 있는 방법은 라이프 스타일 피트니스를 시작하는 것이다.

당신이 가장 운동하기 좋은 시간은 언제인가? 이 책에서 가장 좋아하는 동작은 무엇인가? 좋아하는 동작 단 몇 개라도 시간 날 때마다 틈틈이 반복하라. 이 책의 동작을 변형시켜 자신만의 운동법을 찾아도 좋다. 나는 이 책을 통해 당신이 운동하는 재미와 효과를 느끼게 되길 바란다.

이제 당신의 삶이 더욱 건강하고 아름답게 변할 것이다. 꼭 성공하라.

Advice

▶ 방해요소는 항상 존재한다는 사실을 인정하고 방해요소를 해결하는 방법을 찾는다.

▶ 시작한 일을 완성함으로써 자신과의 약속을 지킨다.

▶ 긍정적인 압력의 힘을 이용한다.

▶ 자신감을 갖기 위해서 완벽이 아닌 발전을 즐겨라.

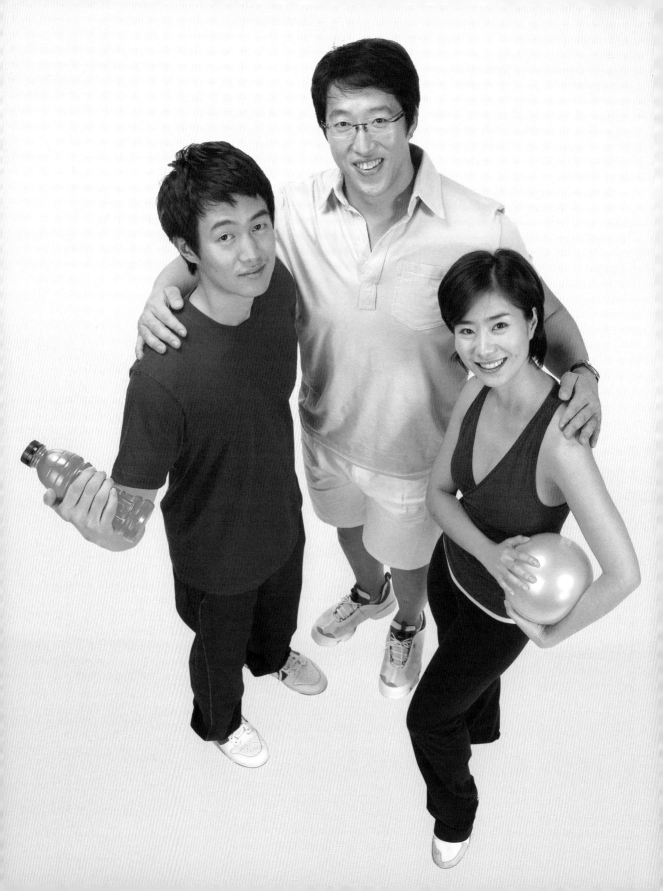

부록

[1. 라이프 스타일 피트니스 24시 시나리오]

이 책의 프로그램은 학생, 직장인, 주부, 백수 등 각자의 생활방식에 따라 생활 속에서 운동할 수 있는 방법을 제시합니다. 24시 시나리오를 참고하여 자신만의 라이프 스타일 피트니스를 완성해 보세요.

 AM 7:20 일어나서 가뿐하게 ···▶ 스트레칭 10분

 AM 8:10 지하철 안에서 ···▶ 다리운동 5분

 AM 9:00 5층 사무실까지 계단으로 걸어 올라가기 2분

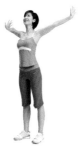 PM 12:40 점심식사 후 ···▶ 길거리 운동 3분

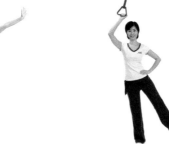 PM 4:40 사무실 운동 5분 ···▶

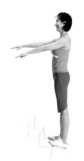 PM 7:00 5층 사무실에서 계단으로 걸어 내려가기 2분

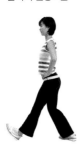

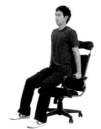

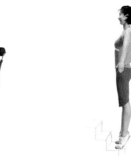

PM 7:30 마트에서 장보며 ····▷ 카트로 운동하기 3분

 PM 9:30 방 정리하면서 ····▷ 시원하게 어깨운동 20분

 PM 10:30 TV 앞 운동 5분

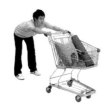

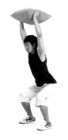

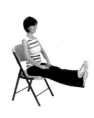

 PM 11:20 통화 중 운동 5분

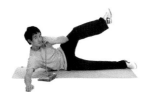

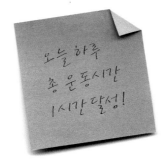

오늘 하루
총 운동시간
1시간 달성!

2. 라이프 스타일 피트니스 식사, 운동 일지

1 _ 라 이 프 스 타 일 피 트 니 스 식 사 일 지

건강하고 균형잡힌 몸매를 위해서는 운동만큼 먹는 것도 중요합니다. 특히 다
이어트를 한다면 아침부터 저녁까지 먹은 것을 모두 기록하고 점검하는 습관이

필요합니다. 배가 고프지 않은데 습관적으로 먹지는 않았는지, 음료수나 커피를 마셔 불필요한 칼로리를 섭취하지 않았는지 살펴보세요. 내 식습관을 정확히 파악해야 나쁜 습관을 대체하는 좋은 습관을 만듭니다. 뒤쪽의 식사일지를 활용해 보세요. 식사 때 먹은 것을 모두 기록하고, 간식 칸에는 커피, 과자 등 식사와 식사 도중에 먹은 모든 것을 기록합니다.

혹시 다이어트 중인가요? 친구가 야참으로 사온 떡볶이와 튀김을 거절했나요? 아니면 유혹을 이기지 못하고 한 입 먹었나요? 오늘 잘 지켰던 식습관이 있으면 자신에게 칭찬의 말을 써보세요. 반대로 결심을 지키지 못했다면 솔직하게 적고, 앞으로 이 행동을 고치기 위해 어떤 일을 할 것인지 생각해 보세요. 누구나 실수는 할 수 있고, 실수에서 성공하는 법을 배웁니다. 자신을 믿고 끝까지 격려하는 마음을 잃지 마세요.

체지방을 줄이기 위한
403525 규칙

체지방을 줄이고 살을 빼기 위한 403525 규칙! 하루 종일 먹는 음식 전체를 100으로 봤을 때, 아침 / 점심 / 저녁 식사량의 비율을 나눠서 먹는 것이 중요합니다. 왜냐하면 아침부터 저녁까지 신체의 활동량이 다르기 때문이죠. 또 한 끼 식사를 구성하는 영양소의 비율도 중요합니다. 단백질을 중심으로 야채, 과일 등의 섬유소, 탄수화물 순으로 먹어야 몸에 지방이 축적되지 않고 에너지원으로 소비될 수 있습니다.

하루 식사량 비율	한 끼 영양소 비율
아침 : 40%	단백질 : 40%
점심 : 35%	야채 등의 섬유소 : 35%
저녁 : 25%	탄수화물 : 25%

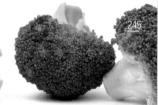

2 _ 라 이 프   스 타 일   피 트 니 스   운 동 일 지

　　다음의 라이프 스타일 피트니스 운동일지를 활용해 아침 6시부터 밤 12시까지 시간대별로 틈틈이 운동한 것을 기록해 보세요. 오늘 아침에는 스트레칭을 했나요? 나른한 오후 3시에 사무실 운동을 했다고요? 잘하셨습니다. 단 몇 분이라도 운동한 것을 자세하게 적으세요. 저녁에는 오늘 하루 몇 분 동안 운동하며 내 몸을 가꿨는지 돌아보세요. 또한 오늘의 좋은 운동습관 칸에는 계획에 따라 부지런히 운동을 했는지 적고, 오늘의 나쁜 운동습관 칸에는 운동을 제대로 하지 못한 이유와 대책, 결심을 적어보세요. 정해진 궤도에서 벗어났다 해도 언제든지 돌아와서 목표를 달성할 수 있습니다. 아래 예시를 보고 여러분의 운동일지를 작성해 보세요.

【예시】

시간	내가 한 운동
Am 6:00~7:00	출근 전 스트레칭 10분
PM 3:00~4:00	사무실 운동 4분
9:00~10:00	피트니스 20분
11:00~12:00	전화 중 운동 10분

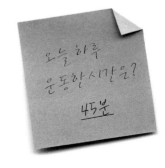

오늘 하루
운동한 시간은?
45분

【 라이프 스타일 피트니스 식사일지 】

날짜 :   년   월   일

시간	먹은 음식
아침 (7~8시) (AM _ : __ ~ _ : __)	
간식	
점심 (PM _ : __ ~ _ : __)	
간식	
저녁 (PM _ : __ ~ _ : __)	
간식	

■ 오늘은 좋은 식습관 :

■ 오늘은 나쁜 식습관 :

■ 느낌과 총평 :

※복사하여 사용하세요

라이프 스타일 피트니스 운동일지

날짜 :　　　년　　월　　일
몸무게 :　　　허리둘레 :

시간	실시한 운동
AM 6:00~7:00	
7:00~8:00	
9:00~10:00	
11:00~12:00	
PM 12:00~1:00	
1:00~2:00	
2:00~3:00	
3:00~4:00	
4:00~5:00	
5:00~6:00	
6:00~7:00	
7:00~8:00	오늘 하루 운동한 시간은?
8:00~9:00	
10:00~11:00	

■ 오늘은 좋은 식습관 :

■ 오늘은 나쁜 식습관 :

■ 느낌과 총평 :

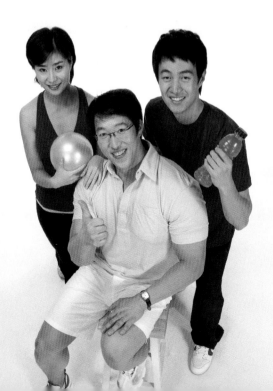

"Better body! Better life!"

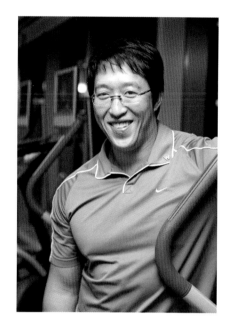

[지은이 정주호]

10대 시절 '젓가락'이라고 불릴 만큼 체격이 약한 소년이었다. 그러나 영화 〈터미네이터〉 주인공처럼 튼튼한 몸을 갖고 싶어서 운동을 시작한 이후 운동의 매력에 푹 빠지게 됐다. 운동으로 사람들을 돕고 싶다는 큰 비전을 가지고 현재 피트니스 전문 트레이너로 활발한 활동을 하고 있다.

캐나다 밴쿠버 더글러스 칼리지에서 스포츠&레크레이션을 전공했다. 1999년 미스터 코리아 서울 헤비급 대표로 출전했고, 2000년 파워리프팅 헤비급 코리아 챔피언을 수상했다. 2000~2005년 JW 메리어트 호텔 수석 트레이너, 2006~2007년 W호텔 Away spa 피트니스 클럽 매니저를 역임했다.

한국에서 유일하게 세계 5개국(미국, 캐나다, 호주, 홍콩, 한국) 트레이너 자격증을 소지했으며, 미국 최고의 헬스케어 전문가 양성기관 'NESTA'의 아시아 최초 마스터 트레이너 자격을 갖고 있다.

MBC 〈모닝스페셜〉, KBS 〈행복채널〉 등 공중파와 On-Style 등 케이블 채널, 그리고 일본 니혼TV, 중국 대련 TV에 출현했다. 또 동아일보, 월간지 〈GQ〉〈멘즈 헬스〉〈얼루어〉〈엘르〉〈코스모폴리탄〉을 포함 각종 미디어를 통해 전문적이면서도 실용적인 운동 정보를 제공한다.

사람들은 그를 Big Joe, 혹은 연예인 전문 트레이너라고 부른다. 지금까지 영화배우 이병헌, 김래원, 하지원과 가수 윤도현, 조성모, 박강성, 그리고 아나운서 최은경, 심경란, 이재용, 김성주, 슈퍼모델 김원경, 개그맨 백재현, 김영철, 이경애, 김지선, 탤런트 김형일, 변우민 등 여러 연예인과 방송인의 몸만들기를 담당했다. 그렇다고 유명인이 그의 고객은 아니다. 어린 학생부터 머리가 희끗한 중장년까지 건강한 삶을 원하는 각계각층 사람들의 고민을 듣고, 운동으로 더욱 행복한 인생을 살 수 있는 방법을 제시한다. 생활 속 운동으로 누구나 건강해지는 방법을 알려주는 이 책은 그의 비전을 현실로 이루기 위한 힘찬 도전의 하나다.

운동에 대한 더 많은 정보를 얻고 싶다면 이곳으로 문의하라.

운동상담 : trainerjoe@hanmail.net

다음Daum 카페 '바디포 라이프' cafe.daum.net/bodylife

cyworld.com / trainerjoe

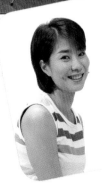

T

thank you
very much!!

모델 진건호
경희대학교 영화연출 학과 및
스포츠의학 학과 재학중

모델 이수현
트레이너로 활동중

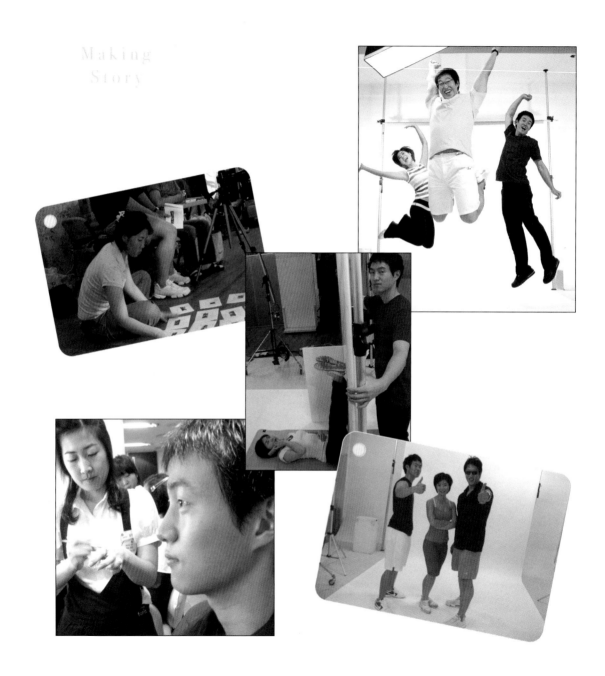

●●● Thanks for

생활 속의 운동을 열심히 실천하고 인정해 주어 너무도 고마운 영화배우 이병헌 형님, 가수 박강성 형님, 탤런트 김형일 형님, 김이연 작가, 장정순 누나, 윤도현, 이가은, 아나운서 김경란, 슈퍼모델 김원경, MBC 닥터스의 이유경, 김량희, 더불어 곽수광 목사님, 송정미 사모님, 허희정 누나, 인미 작가, 이해선, 김영식, 이정해, 홍명호, 김정화, 윤상기, 이기대, 전진경, 현명호, 이승철, 허광익, 홍현택, 형용준, 피지윤, 장지태, 백지혜, 이남훈, 이춘엽, 이의섭, 이소민, 서원길, 원윤경, 김은경, 남경하, 방준석, 이재현, 이주현, 이가윤, 한신정, 조은정, 구본수, 여운항, 고민우, 권애영, 최재희, 고병, 홍선기, 조기현, 간호사 이정화님, 유승현 교수님, 장기윤 교수님, 구소연 원장님, 조창환 원장님, 김소형 원장님, 이정윤, 이지현, 정세영, 그리고 언제나 나를 위해 기도해 주는 안정현에게 진심으로 감사드린다.

" 도움주신 모든 분들께 진심으로 감사드립니다! "

태가 스튜디오
이효태 실장

American Apparel
아메리칸 어패럴

나이키
이은이 님

주황색 린넨 쿠션은
로라홈
www.rorahome.com

HYUNDAI
DEPARTMENT STORE

쇼핑카트는
현대백화점 압구정 본점
원용신 대리, 김동욱 주임

이경민
forêt

이경민 포레 명동 신세계 점
헤어는 조상훈, 이현옥 디자이너
메이크업은 국희 디자이너

●●● 버스 손잡이, 핸들은 김경진 님, 청소기는 양춘미 님

한언의 사명선언문

Since 3rd day of January, 1998

Our Mission — · 우리는 새로운 지식을 창출, 전파하여 전 인류가 이를 공유케 함으로써 인류문화의 발전과 행복에 이바지한다.

— · 우리는 끊임없이 학습하는 조직으로서 자신과 조직의 발전을 위해 쉼없이 노력하며, 궁극적으로는 세계적 컨텐츠 그룹을 지향한다.

— · 우리는 정신적, 물질적으로 최고 수준의 복지를 실현하기 위해 노력하며, 명실공히 초일류 사원들의 집합체로서 부끄럼없이 행동한다.

Our Vision 한언은 컨텐츠 기업의 선도적 성공모델이 된다.

저희 한언인들은 위와 같은 사명을 항상 가슴 속에 간직하고
좋은 책을 만들기 위해 최선을 다하고 있습니다.
독자 여러분의 아낌없는 충고와 격려를 부탁드립니다.
· 한언 가족 ·

HanEon's Mission statement

Our Mission — · We create and broadcast new knowledge for the advancement and happiness of the whole human race.

— · We do our best to improve ourselves and the organization, with the ultimate goal of striving to be the best content group in the world.

— · We try to realize the highest quality of welfare system in both mental and physical ways and we behave in a manner that reflects our mission as proud members of HanEon Community.

Our Vision HanEon will be the leading Success Model of the content group.